まちがいさがしは 脳を瞬間的・総合的に強化できる極めて高度な脳トレ

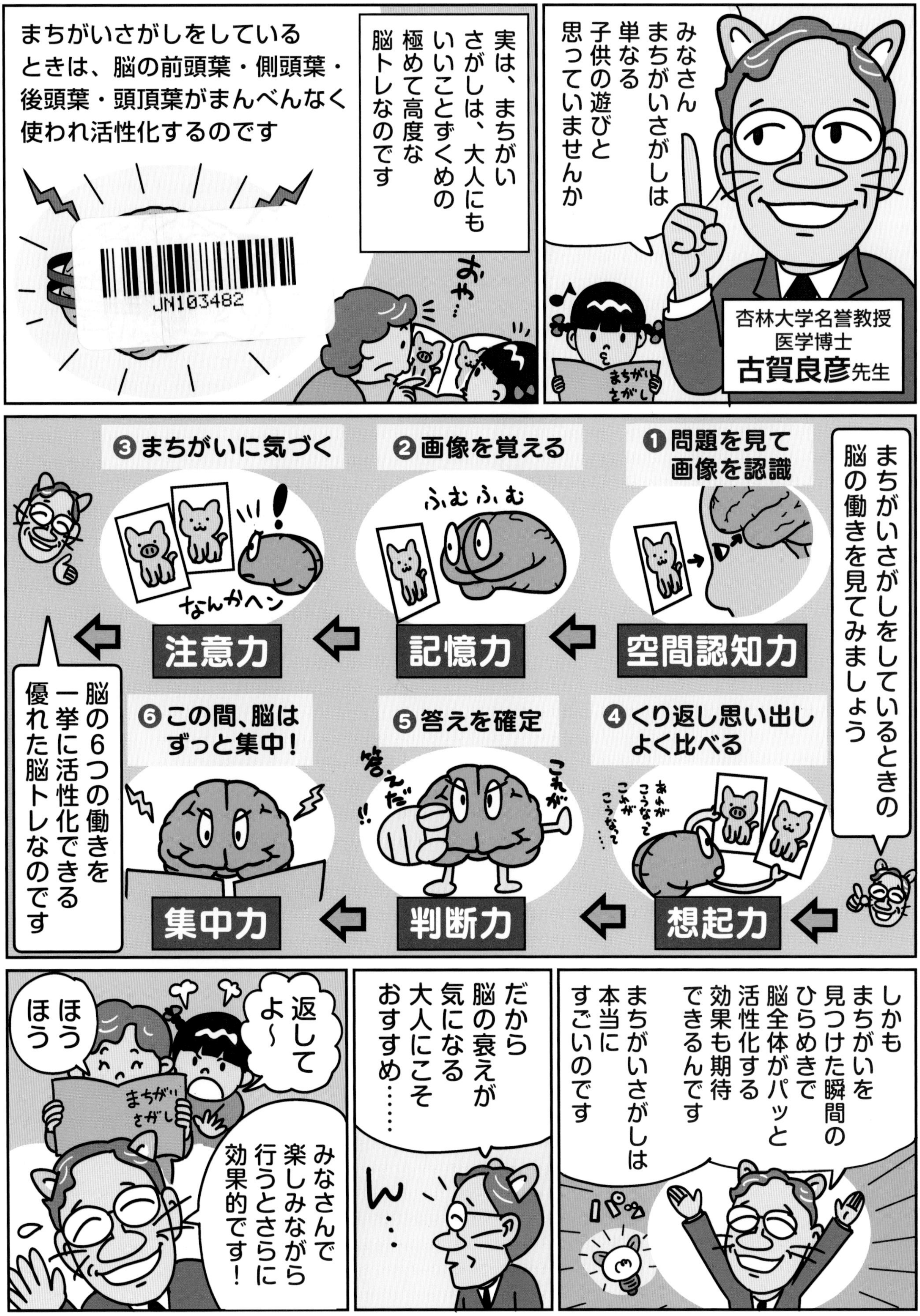

みなさん まちがいさがしは単なる子供の遊びと思っていませんか
杏林大学名誉教授
医学博士
古賀良彦先生
まちがいさがし
実は、まちがいさがしは、大人にもいいことずくめの極めて高度な脳トレなのです
まちがいさがしをしているときは、脳の前頭葉・側頭葉・後頭葉・頭頂葉がまんべんなく使われ活性化するのです
おや…
まちがいさがしをしているときの脳の働きを見てみましょう
❶問題を見て画像を認識
空間認知力
❷画像を覚える
ふむふむ
記憶力
❸まちがいに気づく
なんかヘン
注意力
❹くり返し思い出しよく比べる
ああがこうなって こうがこうなって……
想起力
❺答えを確定
これが 答えだ!!
判断力
❻この間、脳はずっと集中!
集中力
脳の6つの働きを一挙に活性化できる優れた脳トレなのです
しかもまちがいを見つけた瞬間のひらめきで脳全体がパッと活性化する効果も期待できるんです
まちがいさがしは本当にすごいのです
パッ
だから脳の衰えが気になる大人にこそおすすめ……
ん…
返してよ~
ほうほう
まちがいさがし
みなさんで楽しみながら行うとさらに効果的です!

「まちがいさがし」は単なる子供の遊びではなく、衰えやすい6大脳力が一挙に強まるすごい脳トレ

本当はすごい「まちがいさがし」

誰もが一度は楽しんだ経験がある「まちがいさがし」。**大人も子供もつい夢中**になってしまう不思議な魅力があることは、よくご存じでしょう。

実は、このまちがいさがし、**単なる「子供の遊び」ではない**ことが、脳科学的に明らかにされつつあります。何を隠そう、**脳のさまざまな部位の働きを瞬間的・総合的に強化できる、極めて高度な脳トレ**であることがわかってきたのです。

普段の生活で**テレビばかりみて**いたり、**ずっとぼんやり**していたりすると、脳はどんどん衰えてしまいます。記憶力が衰えて**物忘れ**が増えたり、集中力が低下して**飽きっぽく**なったり、注意力や判断力が弱まって**うっかりミス**が生じたり、感情をコントロールできなくなって**怒りっぽく**なったり、**やる気が減退**したりしてしまうのです。

そうした脳の衰えを防ぐ毎日の習慣としてぜひ取り入れてほしいのが、まちがいさがしです。脳は大きく４つの領域（前頭葉・頭頂葉・側頭葉・後頭葉）に分けられますが、まちがいさがしを行うと、その**すべての領域が一斉に活性化する**と考えられるからです。

まちがいさがしで出題される絵や写真の視覚情報はまず脳の**後頭葉**で認識され、**頭頂葉**で位置関係や形などが分析されます。次に、その情報は**側頭葉**に記憶されます。その記憶を頼りに、脳のほかの部位と連携しながら、意識を集中させてまちがいを見つけ出すのが、思考・判断をつかさどる脳の司令塔**「前頭葉」**の働きです。

あまり意識することはないと思いますが、まちがいさがしは、**脳の４大領域を効率よく働かせることができる稀有《けう》な脳トレ**でもあるのです。

まちがいさがしをするときの脳の各部位の働き

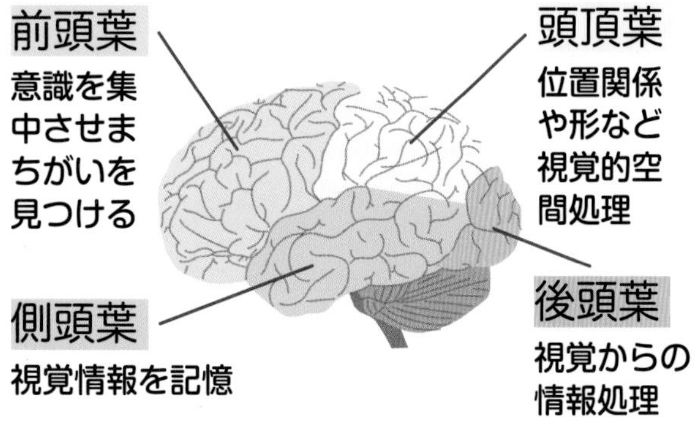
前頭葉
意識を集中させまちがいを見つける
頭頂葉
位置関係や形など視覚的空間処理
側頭葉
視覚情報を記憶
後頭葉
視覚からの情報処理

記憶力など6つの脳力を瞬間強化する高度な脳トレ

まちがいさがしが脳に及ぼす効果について、さらにくわしく見ていきましょう。

まず、まちがいさがしは脳トレのジャンルの中で、**「記憶系」**に分類されます。問題を解くには記憶力が必要になると同時に、まちがいさがしを解くことによって記憶力が強化されるのです。

実際に、２つ並んだ絵や写真からまちがい（相違点）を見つけるには、以下のような脳の作業が必要になってきます。

第一に、２つの絵や写真の細部や全体を視覚情報としてとらえ、一時的に覚える必要が出てきます。ここには**「空間認知」と「記憶」**の働きがかかわってきます。

第二に、直前の記憶を思い起こして、記憶にある視覚情報と今見ている絵や写真との間に相違点がないかに意識を向けていくことになります。ここで**「想起」と「注意」**の働きが必要になります。

第三に、相違点が本当に相違点であると気づくには、確認作業と「**判断**」力が必要になります。

そして、こうした一連の脳の働きを幾度となくくり返すためには、相応の「**集中**」力を要します。

つまり、まちがいさがしを解く過程では、主に**①記憶力（覚える力）**だけでなく、**②集中力（関心を持続する力）**、**③注意力（気づく力）**、**④判断力（正しく認識・評価する力）**、**⑤想起力（思い出す力）**、**⑥空間認知力（物の位置や形状、大きさを認知する力）**という「**６大脳力**」が総動員されるのです。

脳は筋肉と似ています。何歳になっても、使えば使うほど強化されます。つまり、まちがいさがしは、年とともに衰えやすい「６大脳力」を一挙に強化できる、極めて高度な脳トレだったのです。私が冒頭で「単なる子供の遊びではない」といった理由は、ここにあるわけです。

まちがいを見つけた瞬間 脳全体がパッと活性化

それだけではありません。まちがいさがしが優れているのは、「あ、ここが違う！」と気づいた瞬間に、一種の喜びに似た感覚を伴う「**ひらめき**」が生まれることです。このひらめきがまた、脳にとって最良の刺激になるのです。

新しいアイデアを思いついた瞬間、悩み事が解決した瞬間、何かをついに成し遂げた瞬間など、私たちがひらめきをひとたび感じると気分が高揚し、その瞬間に脳は一斉に活性化するのです。みなさんもこうした経験をしたことがあるでしょう。暗い気持ちがパッと晴れるような、暗闇の中、電球の明かりがパッと光るような、そんな感覚です。

まちがいさがしは、こうした**ひらめきに似た感覚を日常で手軽に体験できる優れた脳トレ**でもあるのです。

本書のまちがいさがしには、１問につき５つのまちがいが隠れています。つまり、ひらめきに似た感覚を体験できるチャンスが、１問につき５回も用意されているのです。

ねこのかわいい表情やしぐさに ときめきを感じて癒される脳活

まちがいさがしの脳活効果

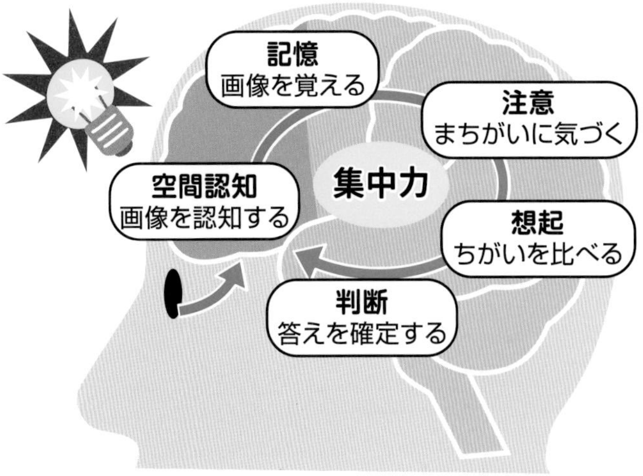

おまけに、本書のまちがいさがしの題材は、みんな大好きな「**ねこの写真**」。表情豊かなねこたちの愛くるしい瞬間が集められています。

暗いニュースが多い昨今、**かわいさを極めたねこたちの表情やしぐさ**を見るだけで、**思わず顔がほころび、心が癒され、暗い気持ちがフッと軽くなる**のではないでしょうか。イライラや不安などネガティブな感情も、知らないうちに晴れやかで前向きな気分になっているかもしれません。

ねこなどの動物のかわいらしい姿を見ることは、人間の根源的な感情に働きかけて、**気持ちを明るく前向きに整えてくれる不思議な癒し効果**があるように思えてなりません。事実、**認知症の患者さんたちに動物と触れ合ってもらったり、動物の写真を見てもらったりすると、表情がパッと明るくなり、失われていた記憶を取り戻したり、不可解な言動が減ったりすることを、日々の診療でよく経験します。**

まちがいさがしをするときは、ねこたちのフワフワとした毛並みの感触、ゴロゴロとのどを鳴らしながらスヤスヤ眠るようす、どんな鳴き声を発しているのかなど、写真には見られない情報にも**想像**を巡らせてみるのもいいでしょう。脳全体のさらなる活性化につながるはずです。

さらに、まちがいさがしをするときは、一人でじっくり解くのもいいですが、家族や仲間とワイワイ競い合いながら取り組むのもいいでしょう。「ねこってこんな行動をするよね」「ここがかわいいよね」と、**ねこの話に花を咲かせながら取り組むと、自然と円滑なコミュニケーションが生まれ、脳にとってさらにいい効果が期待**できます。

最近、「脳への刺激が足りない」「ついボンヤリしてしまう」「ボーッとテレビばかりみている」……そんな人こそ、まちがいさがしの新習慣を始めてみましょう。めんどうなことは何一つありません。何しろ**「にゃんと1分見るだけ！」**でいいのですから。それだけで、**記憶力をはじめとする脳の力を瞬間強化**することにつながるのです。

まだ半信半疑の方は、問題に取り組んでみてください。一とおりクリアするころには、**1分以内にまちがいを探すときの「ドキドキ」と「ワクワク」、そしてねこのかわいさに思わずキュンとしてしまう「ときめき」**で、夢中になっているはずです。**ときめきを感じて癒されながら没頭して脳を活性化できるねこのまちがいさがし**は、まさに最強の脳トレの一つといっていいでしょう。

まちがいさがしの6大効果

空間認知力を強化

物の位置や形状、大きさを正確に把握する脳力が高まるので、物をなくしたり、道に迷ったり、何かにぶつかったり、転倒したり、車の運転ミスをしたりという状況を避けやすくなる。

記憶力を強化

特に短期記憶の力が磨かれ、物忘れをしたり、物をなくしたり、同じ話を何度もしたり、仕事や料理などの作業でモタついたりすることを防ぎやすくなる。

想起力を強化

直前の記憶を何度も思い出す必要があるので想起力が磨かれ、人や物の名前が出てこなくなったり、アレソレなどの言葉が増えたり、会話中に言葉につまったりするのを防ぎやすくなる。

注意力を強化

些細な違いや違和感に気づきやすくなるため、忘れ物や見落としが少なくなり、うっかりミスが防げて、めんどうな家事や仕事もまちがいなくこなせるようになる。

判断力を強化

とっさの判断ができるようになるため、道を歩いているときに車や人をうまく避けられたり、スーパーなどで商品を選ぶときに的確な選択が素早くできたりする。

集中力を強化

頭がさえている時間が長くなり、テレビのニュースや新聞の内容をよく理解できて、人との会話でも聞き逃しが少なくなる。根気が続くようになり趣味や仕事が充実してくる。

●本書のまちがいさがしのやり方●

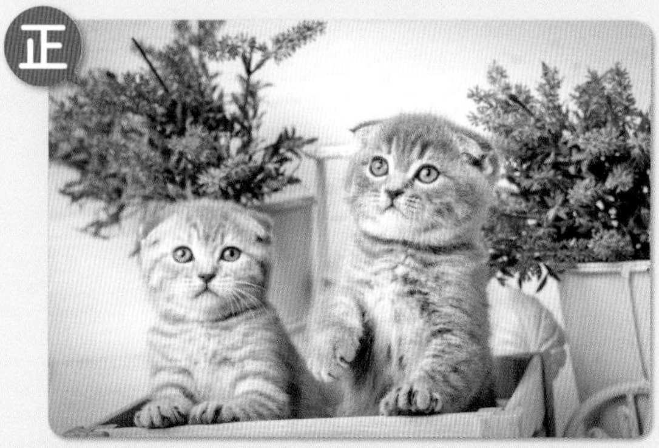

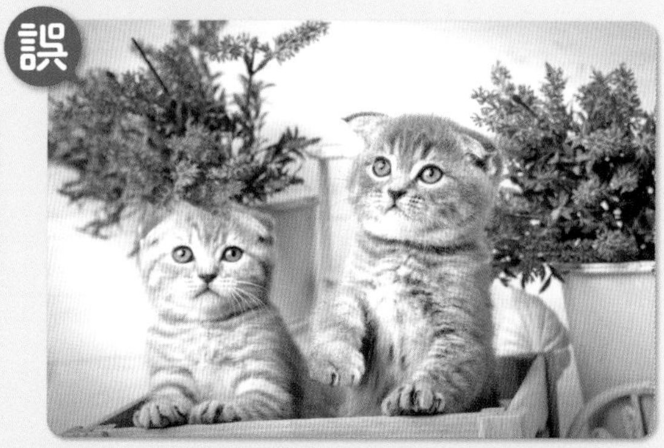

「正」と「誤」を見比べて、まず、1分間にまちがい（相違点）を何個見つけられるか数えてください。1問につきまちがいは5つ隠れています。全部見つけられなかったときは、次に、5つのまちがいをすべて見つけるまでの時間を計測してください。楽しみながら解くのが、脳活効果を高めるコツです。

1 プレゼントねこ

私を
もらってにゃ

1分で見つけた数	個
全部見つけるまでの時間	分　秒

正

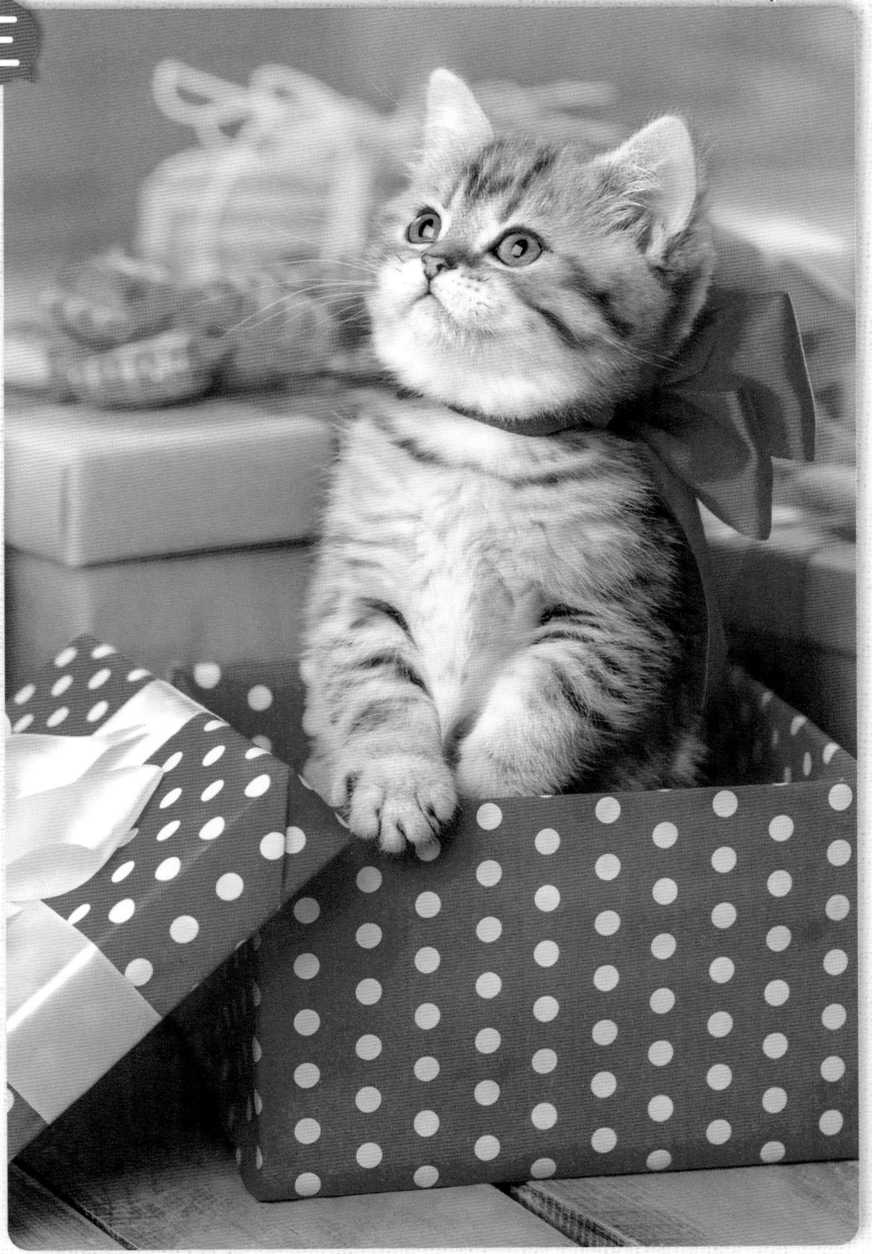

誤

まちがいは5つ。1分で探してにゃ。

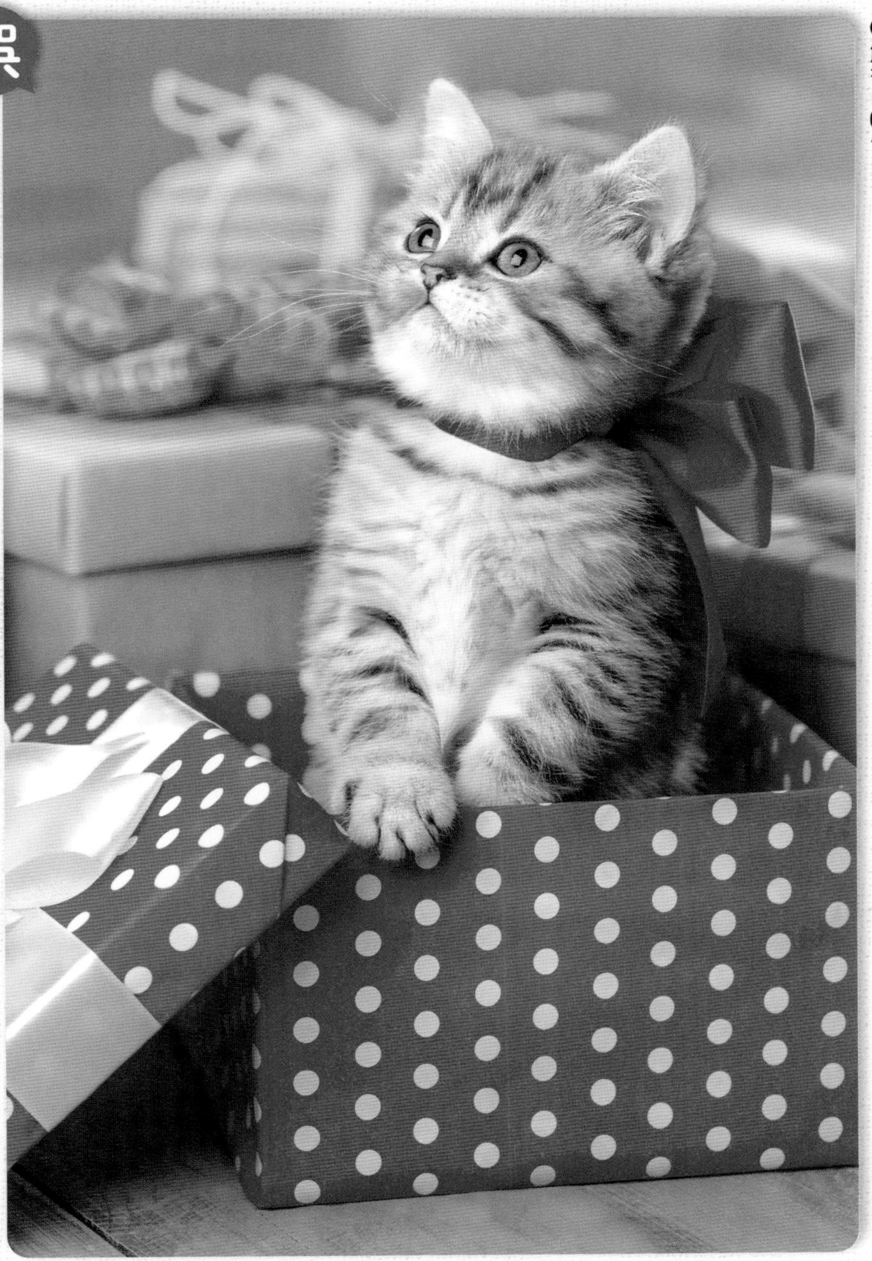

➡解答は64ページ

2 サウスポーねこ

ねこパンチで
たたき落として
やるにゃ

1分で見つけた数	個
全部見つけるまでの時間	分　秒

正

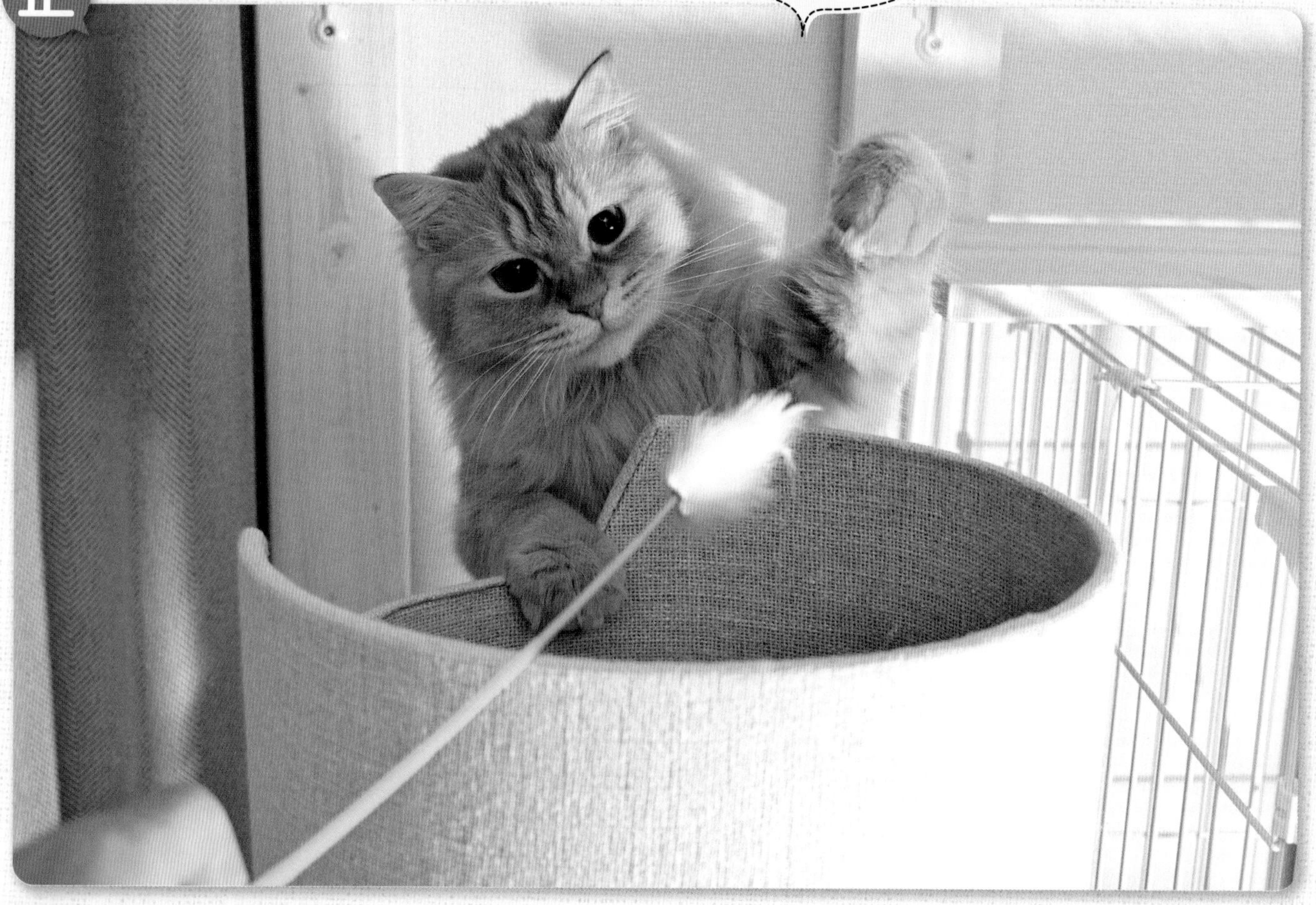

誤　まちがいは5つ。1分で探してにゃ。

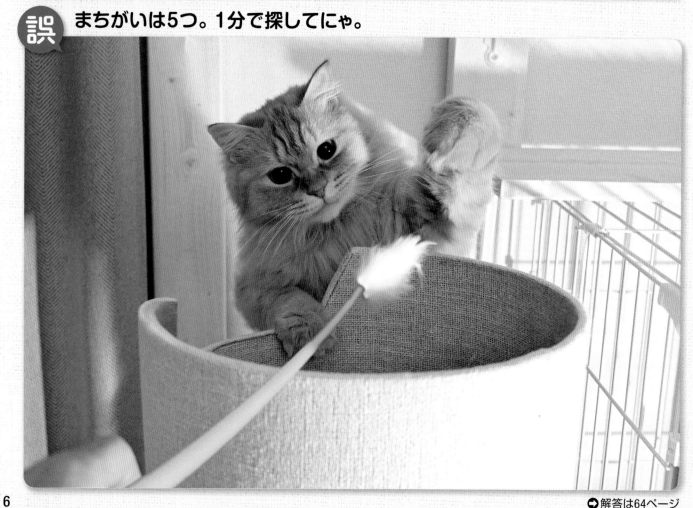

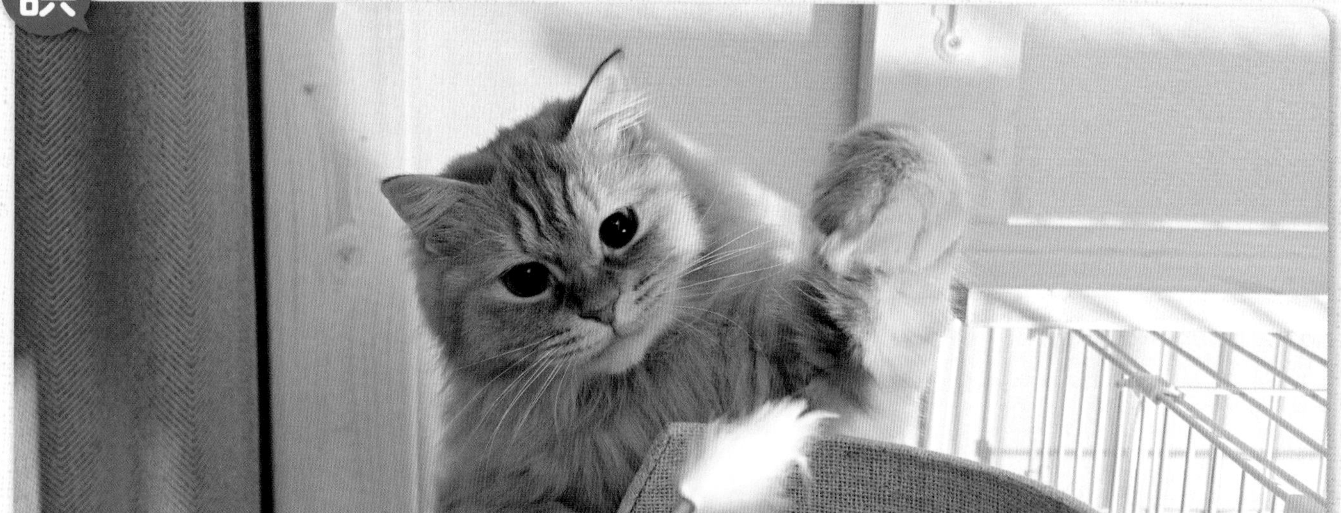

➡解答は64ページ

3 天使ねこ

お日様ぽかぽか
気持ちいいにゃ

1分で見つけた数	個
全部見つけるまでの時間	分　秒

正

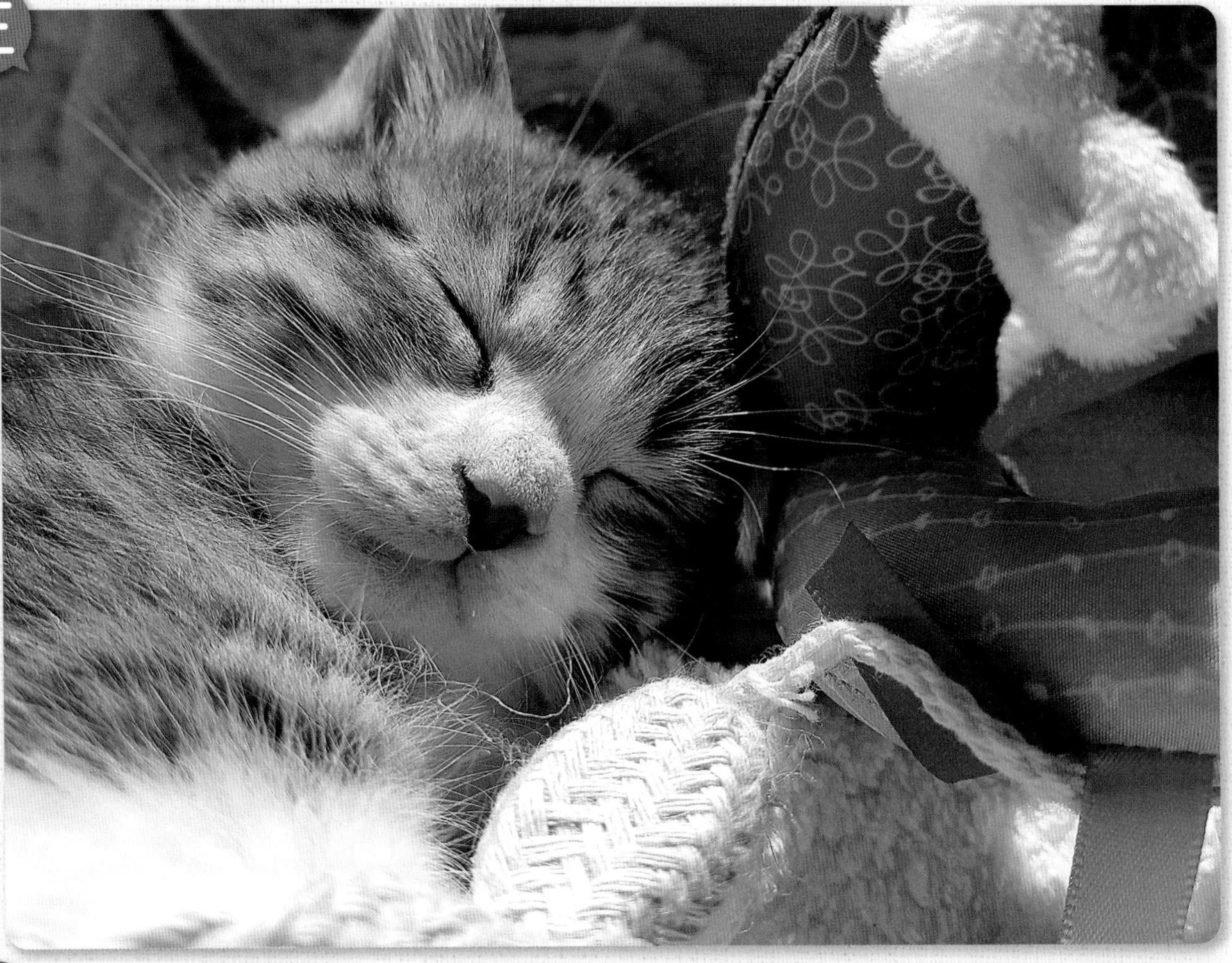

誤

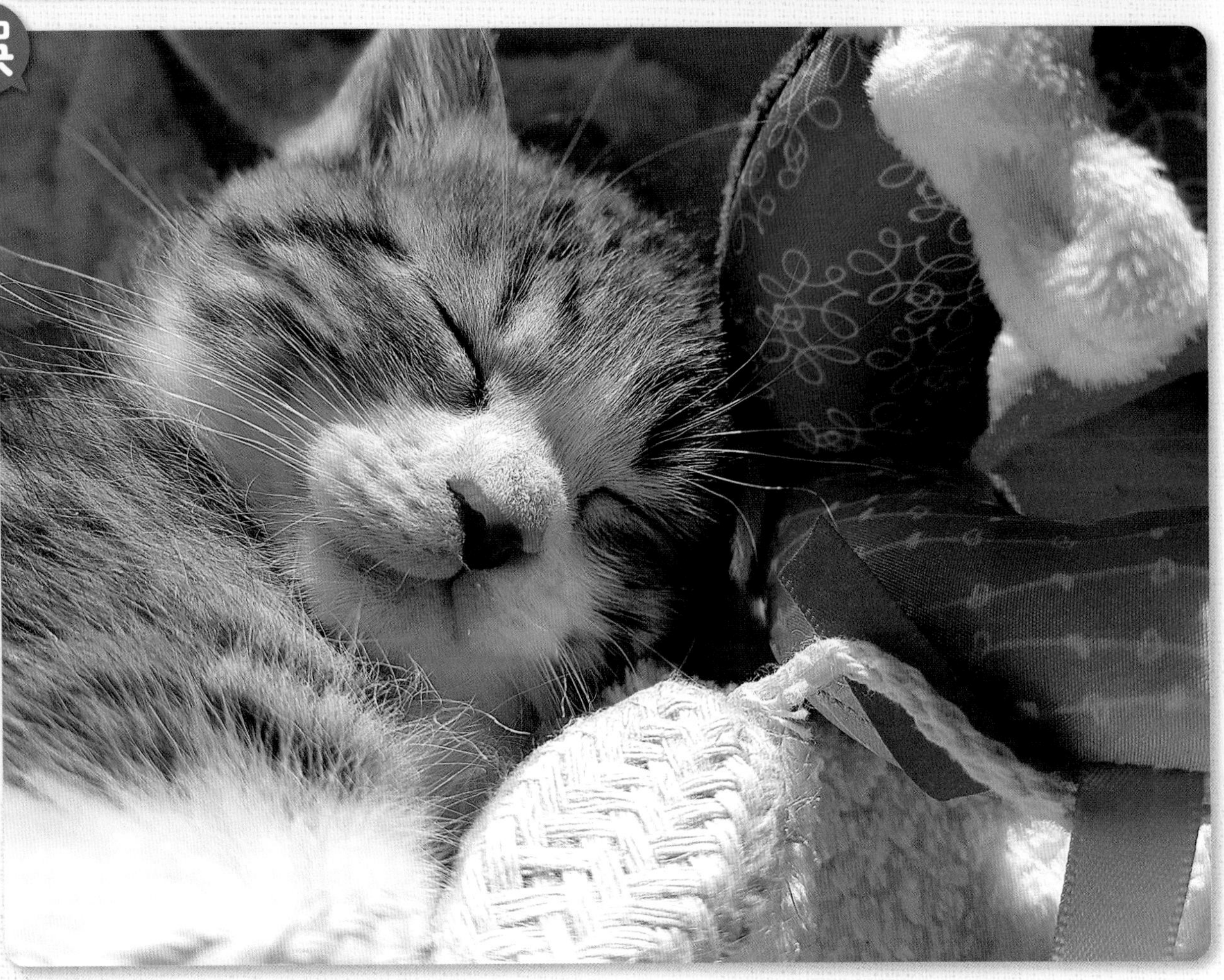

まちがいは5つ。1分で探してにゃ。

➡解答は64ページ

4 お花ねこ

一番きれいなのは
わたしにゃ

1分で見つけた数	個
全部見つけるまでの時間	分　秒

正

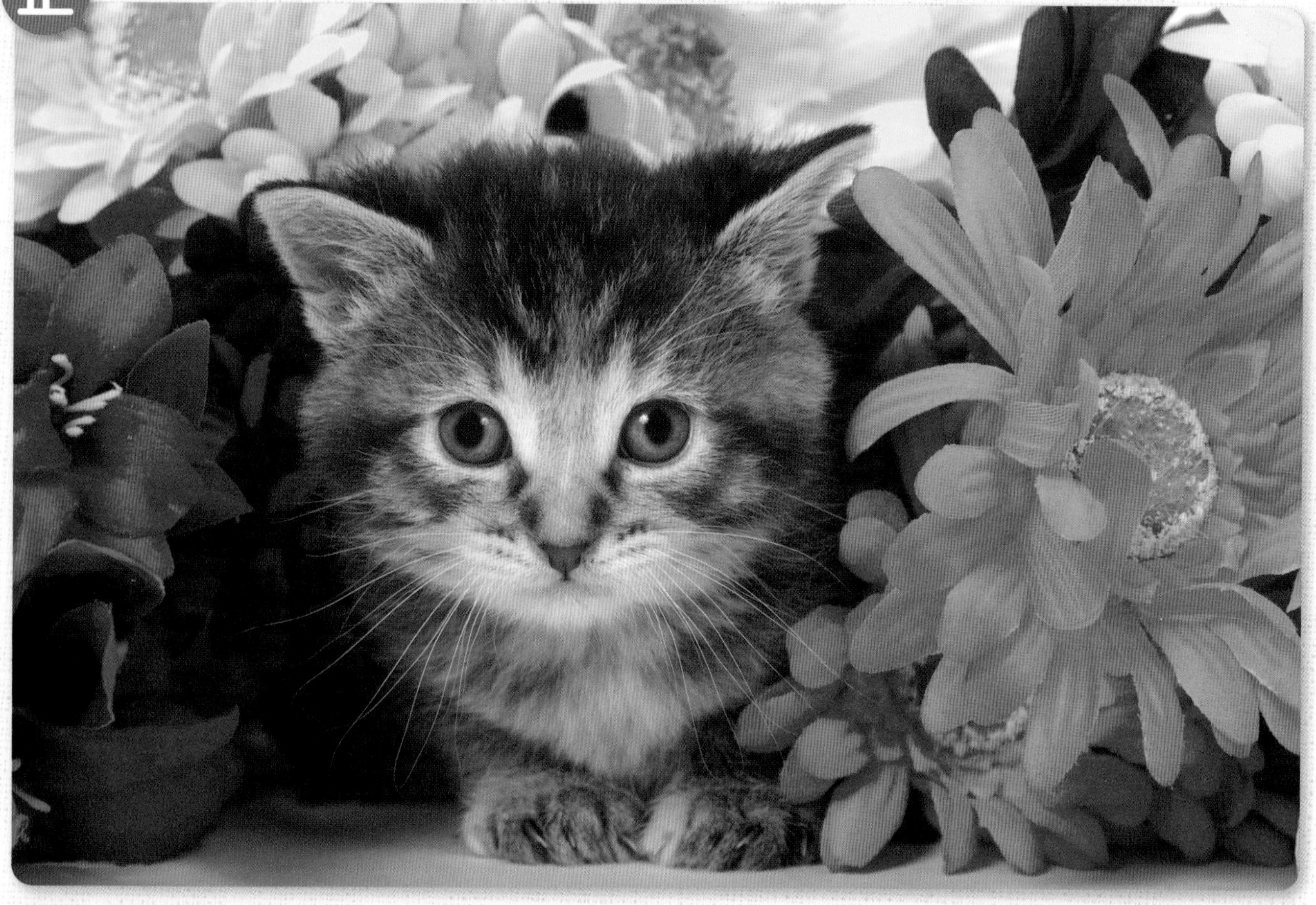

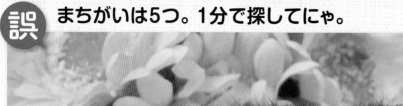

誤　まちがいは5つ。1分で探してにゃ。

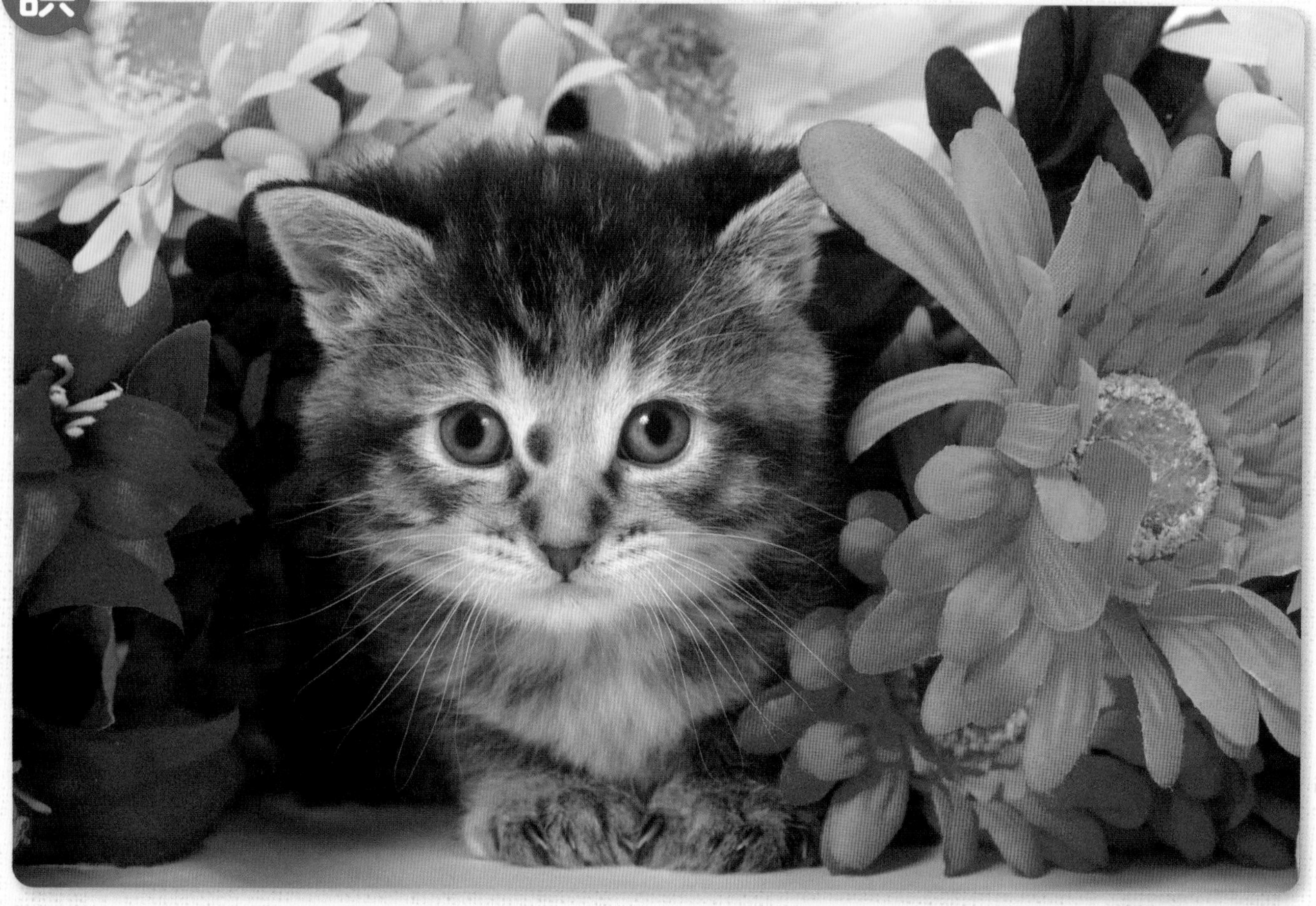

➡解答は64ページ

5 師匠ねこ

1分で見つけた数		個
全部見つけるまでの時間	分	秒

やられた～

どうにゃ

正

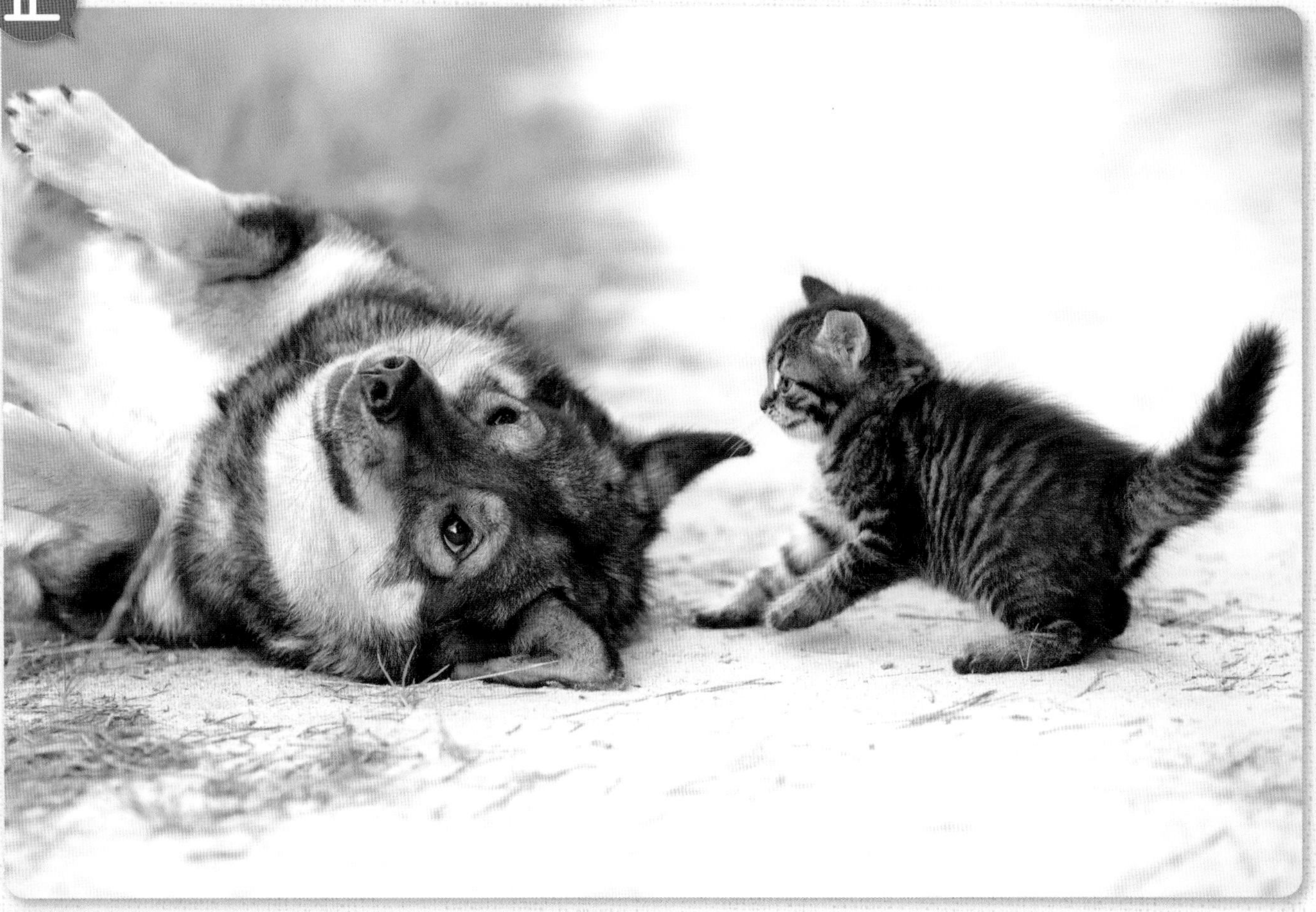

誤 まちがいは5つ。1分で探してにゃ。

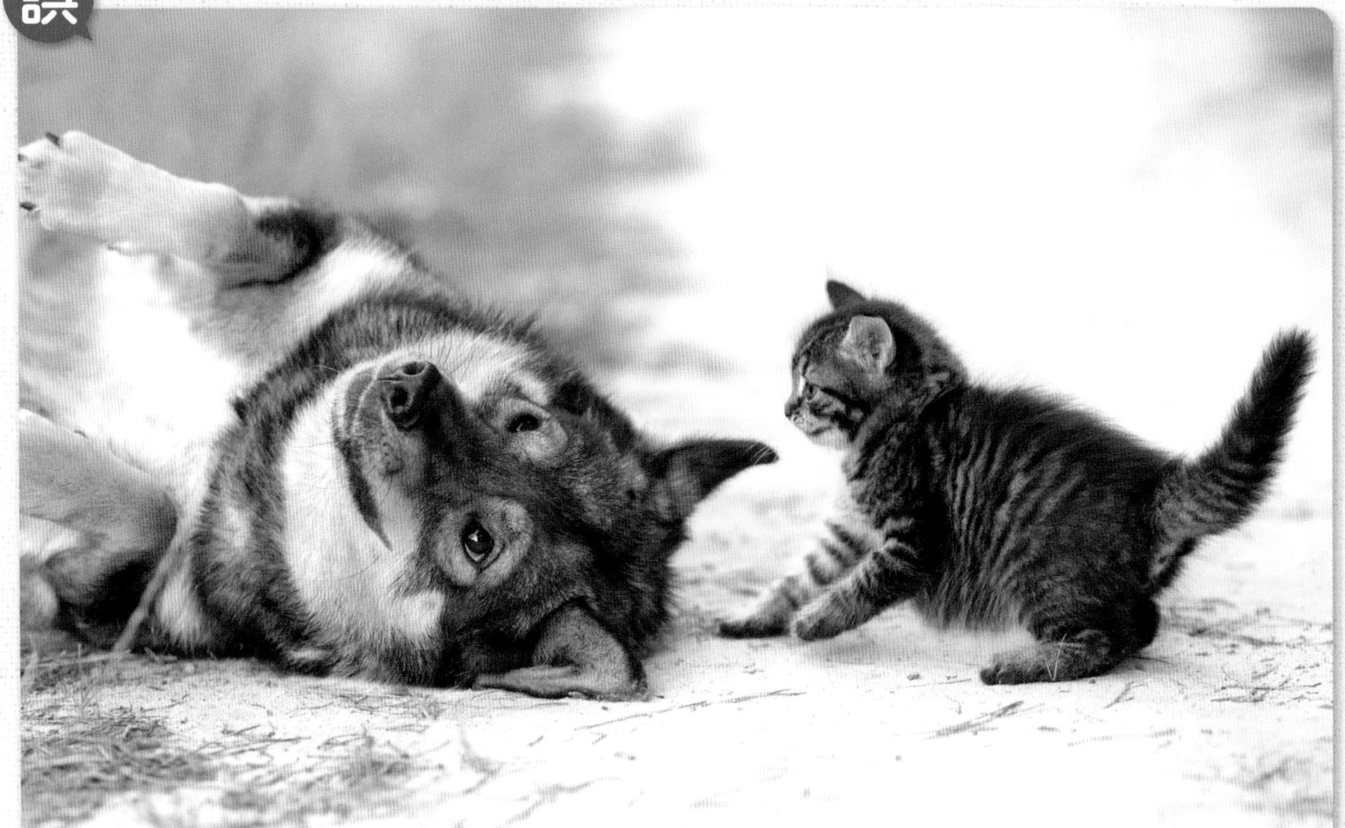

➡解答は64ページ

6 空気を読むねこ軍団

今日はご機嫌
斜めかにゃ？

1分で見つけた数	個
全部見つけるまでの時間	分　秒

正

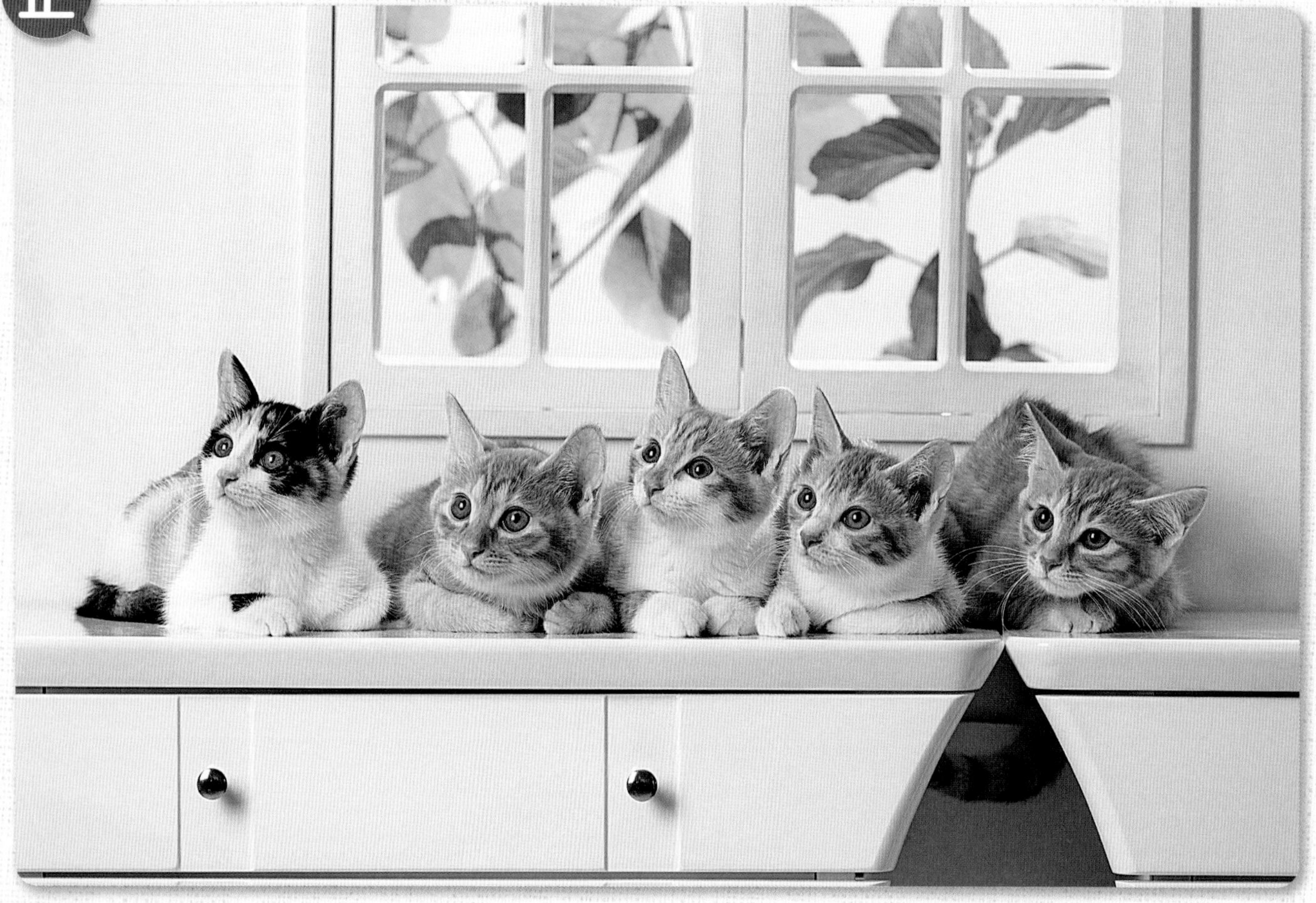

誤　まちがいは5つ。1分で探してにゃ。

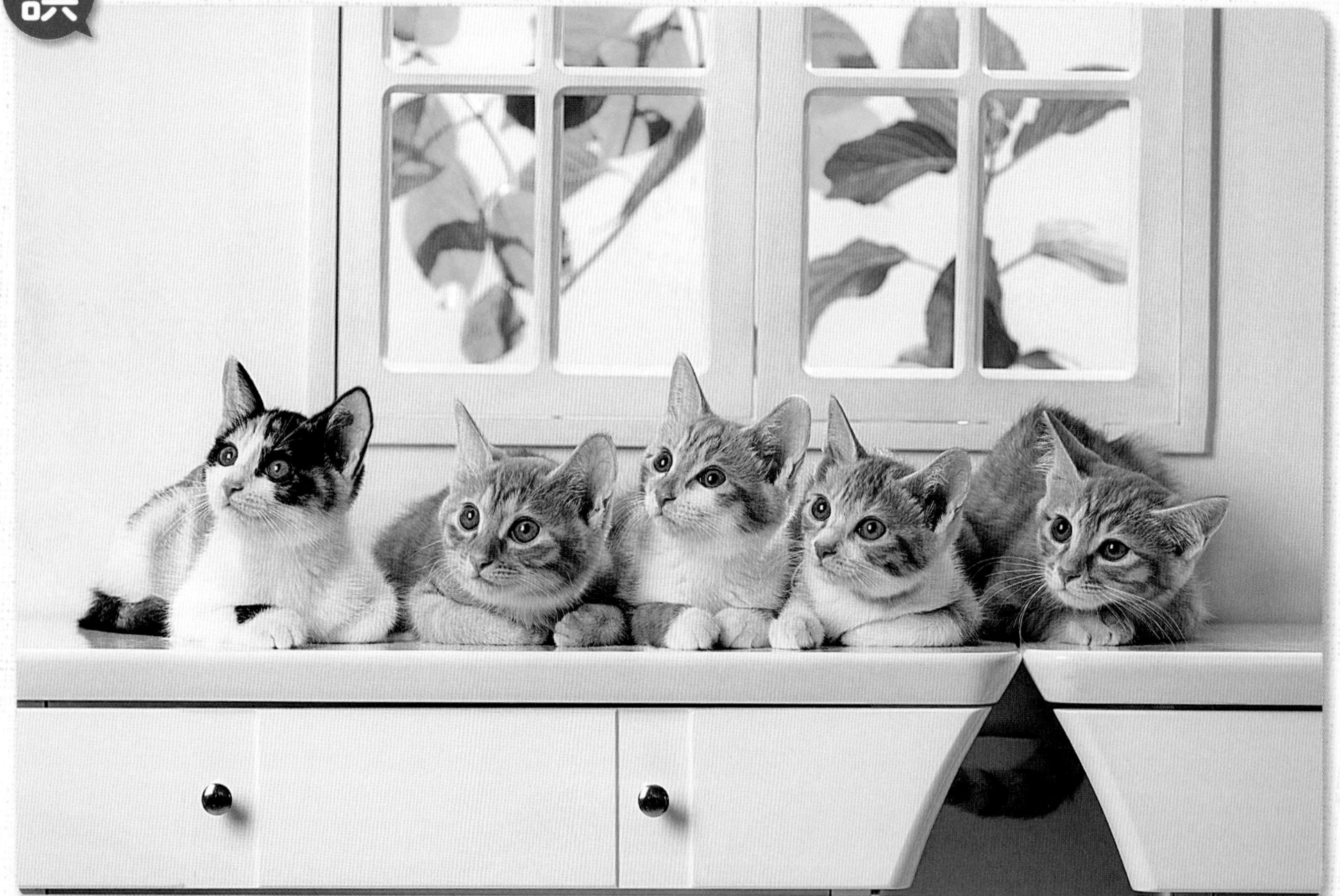

➡解答は64ページ

7 にゃんぎょ姫

お姫さま座りって
こんな感じかな？

1分で見つけた数	個
全部見つけるまでの時間	分　秒

正

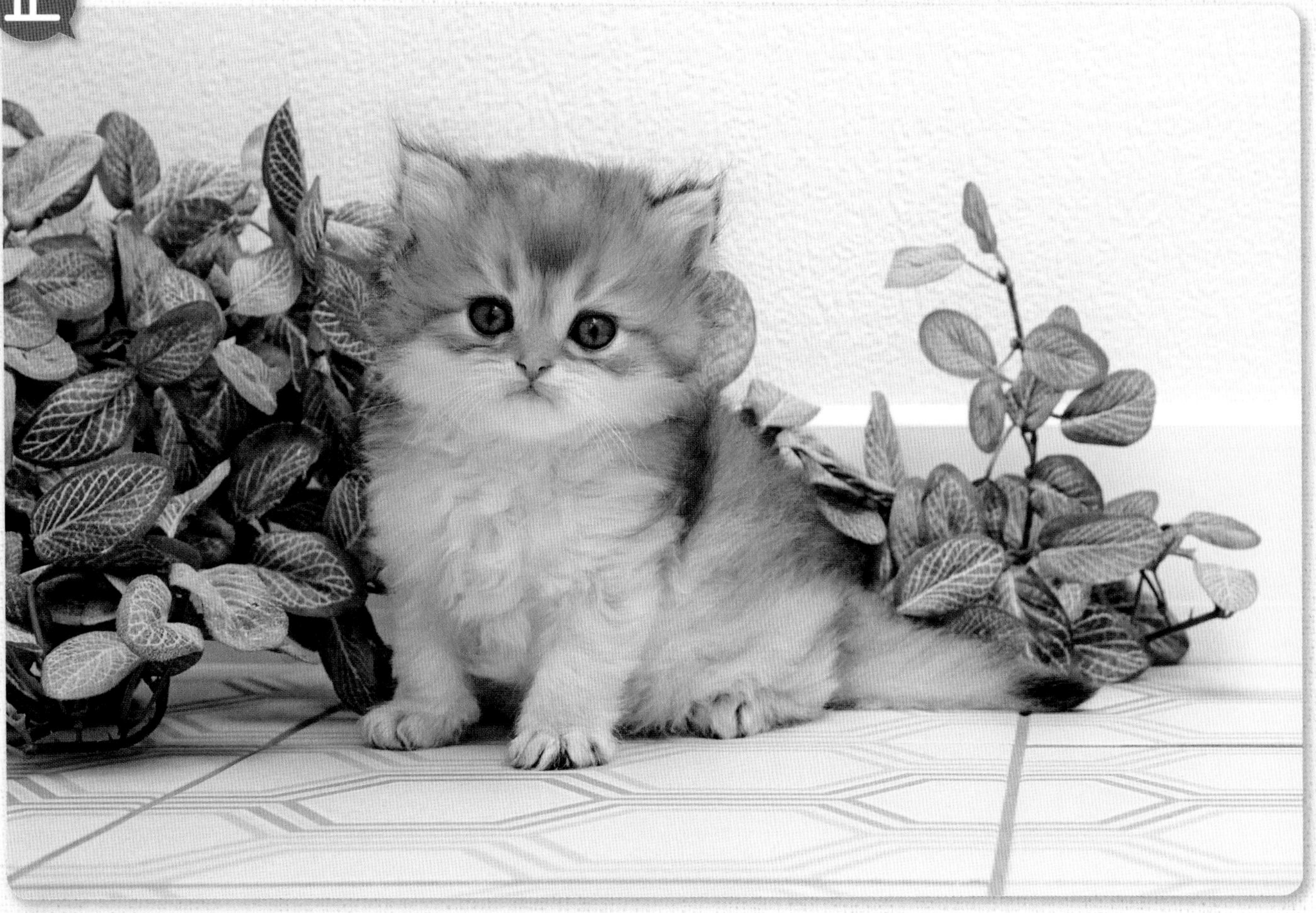

誤　まちがいは5つ。1分で探してにゃ。

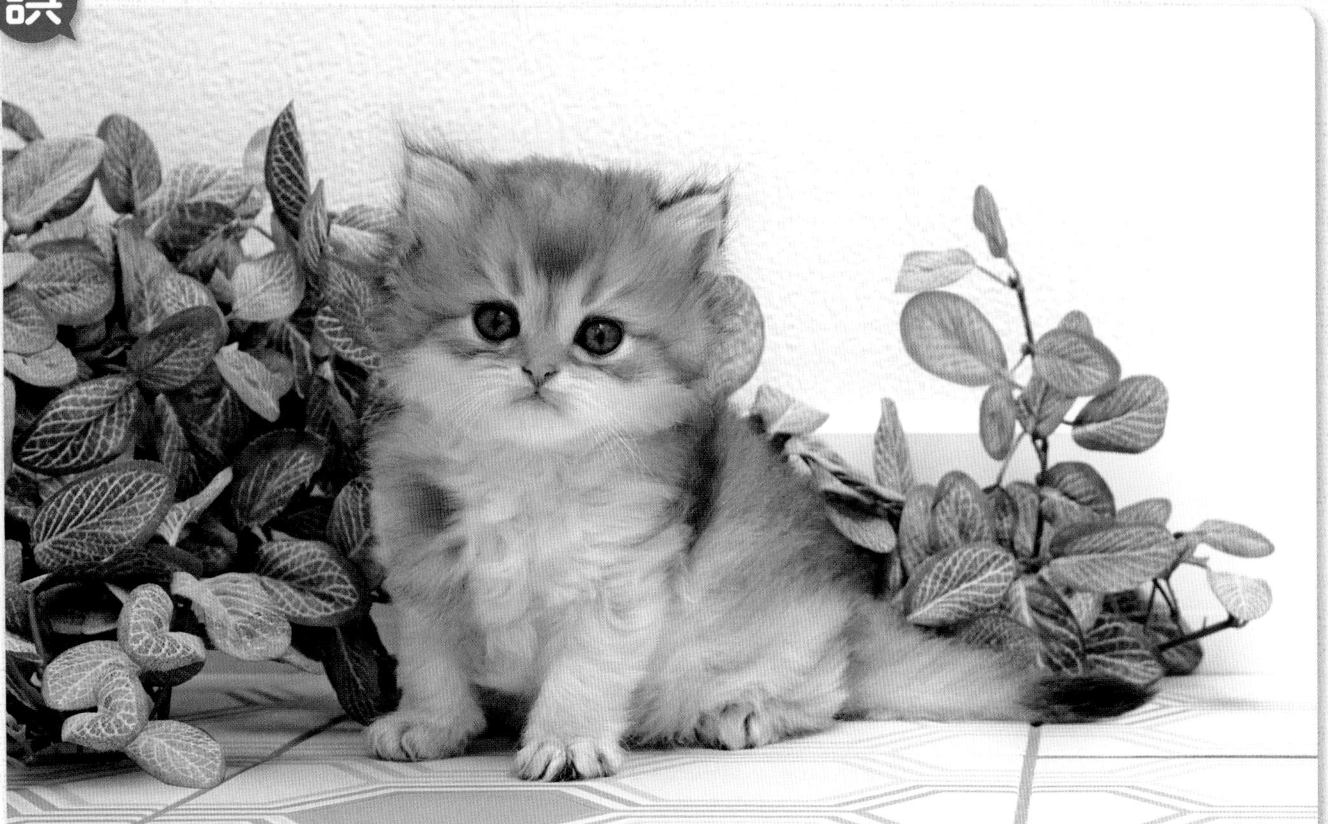

➡解答は64ページ

8 星集めねこ

星の数だけ
モフってにゃ

1分で見つけた数	個
全部見つけるまでの時間	分　秒

正

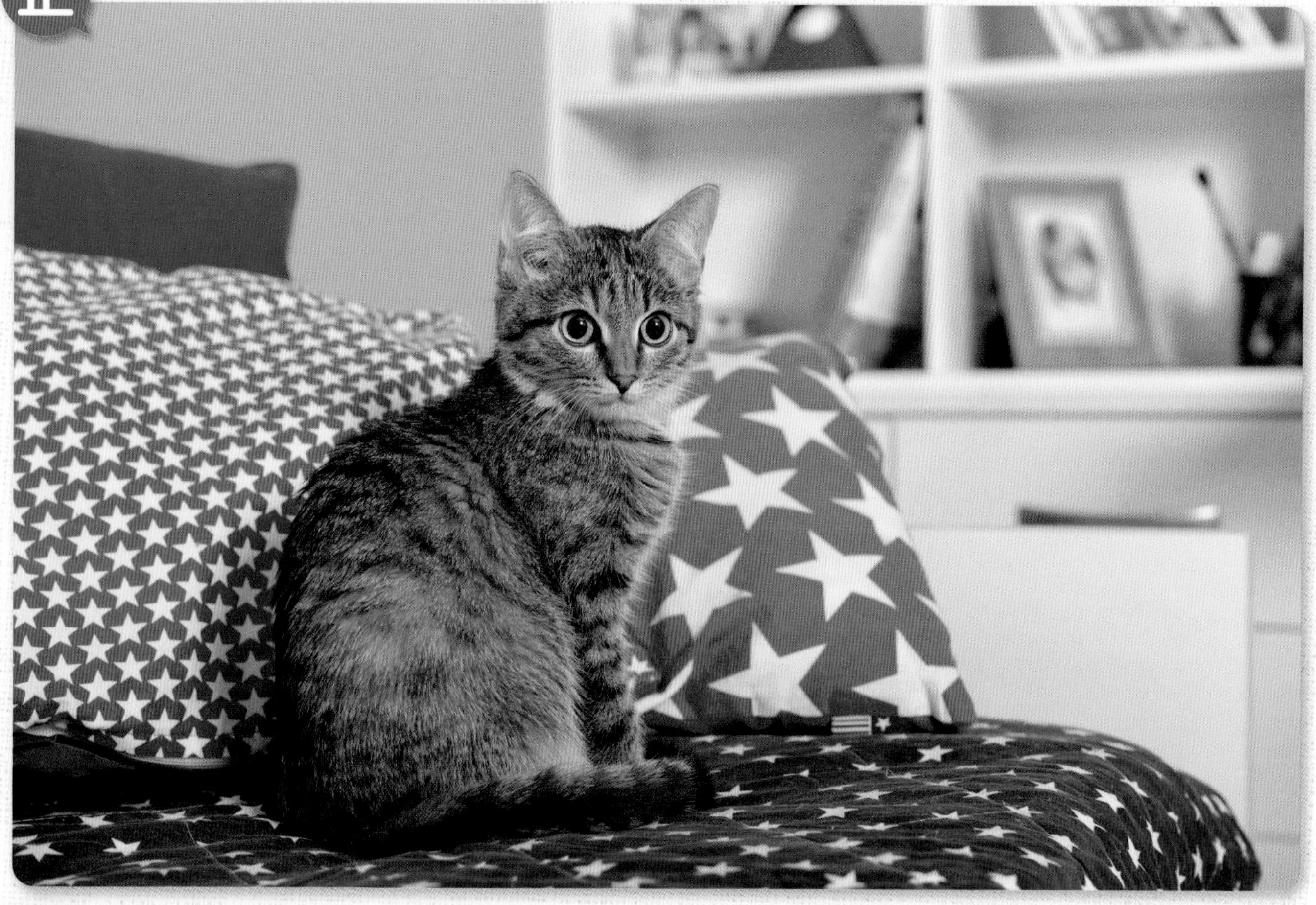

誤

まちがいは5つ。1分で探してにゃ。

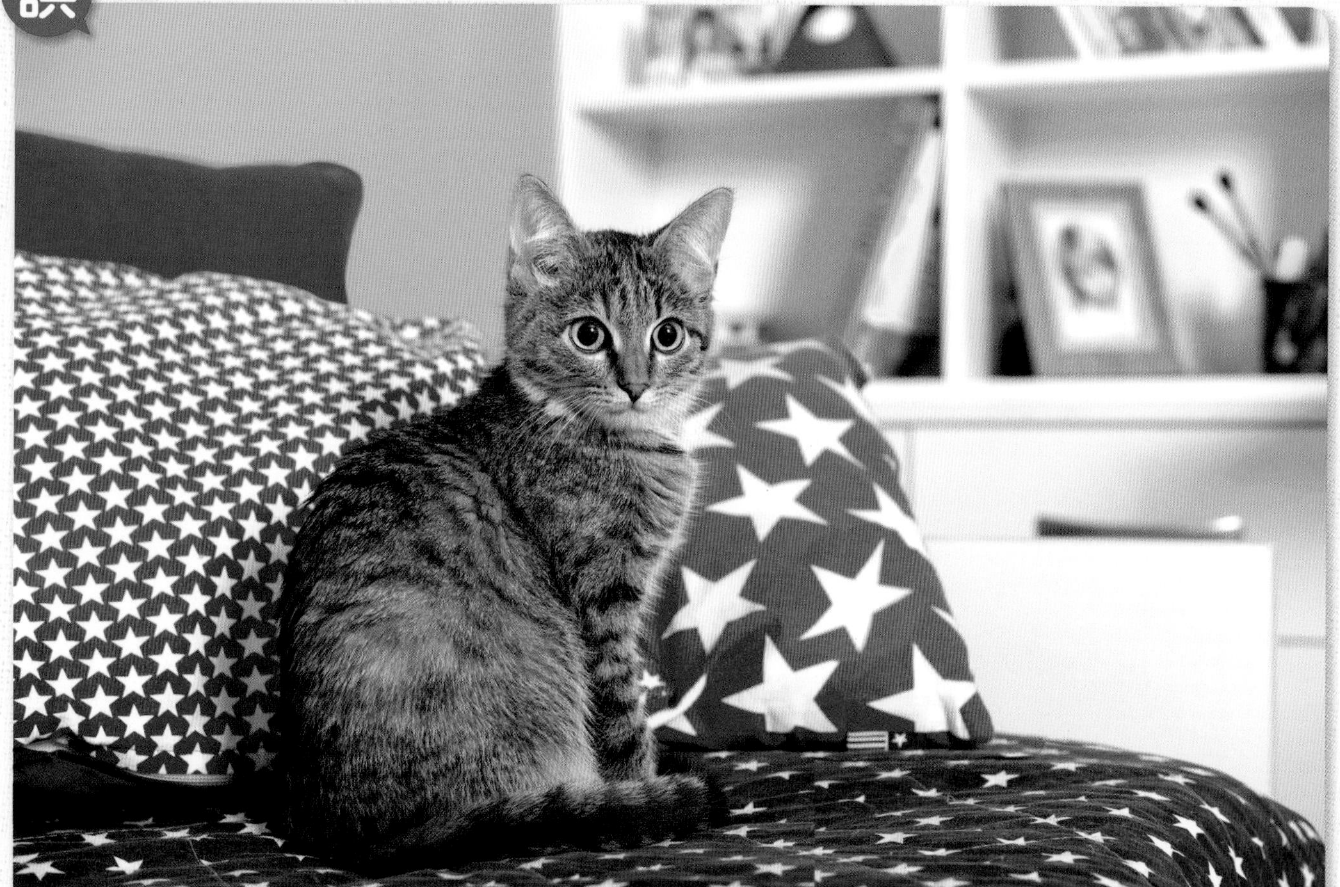

➡解答は65ページ

9 あたためねこ

今日のお洋服
あたためておきました

1分で見つけた数	個
全部見つけるまでの時間	分　秒

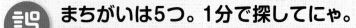

正

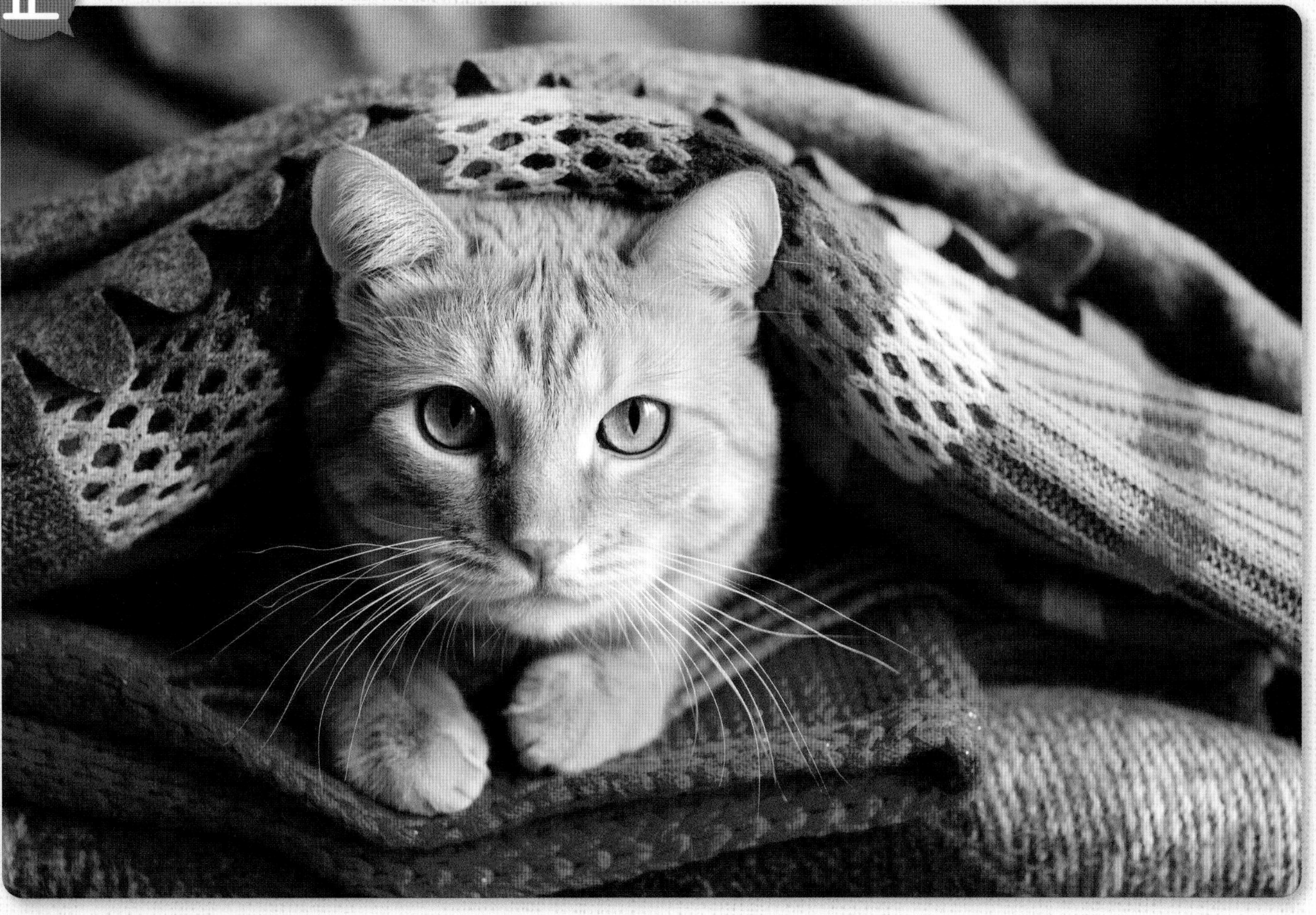

誤　まちがいは5つ。1分で探してにゃ。

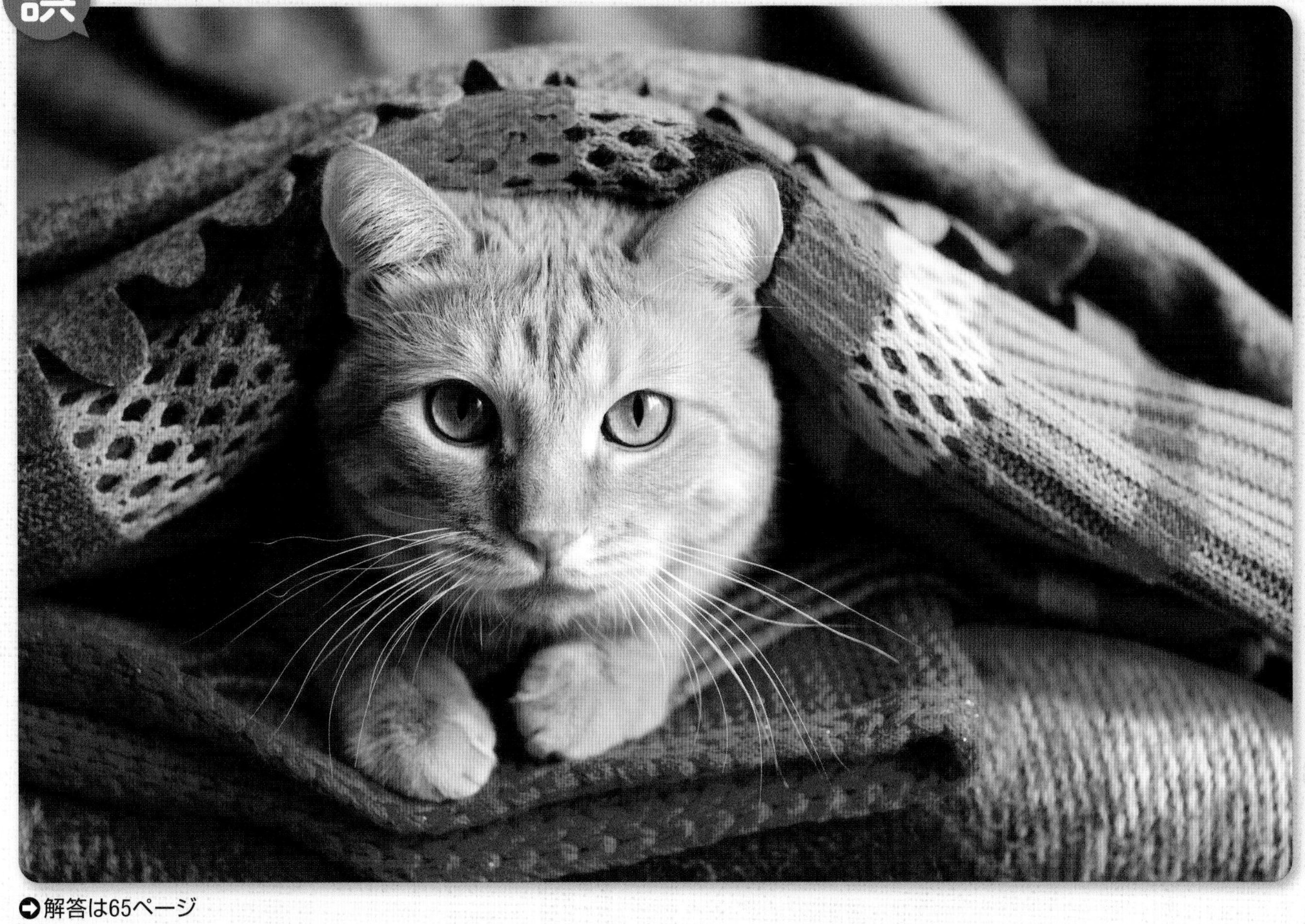

➡解答は65ページ

10 びっくりねこ

こ、これが日食…

1分で見つけた数	個
全部見つけるまでの時間	分　秒

正

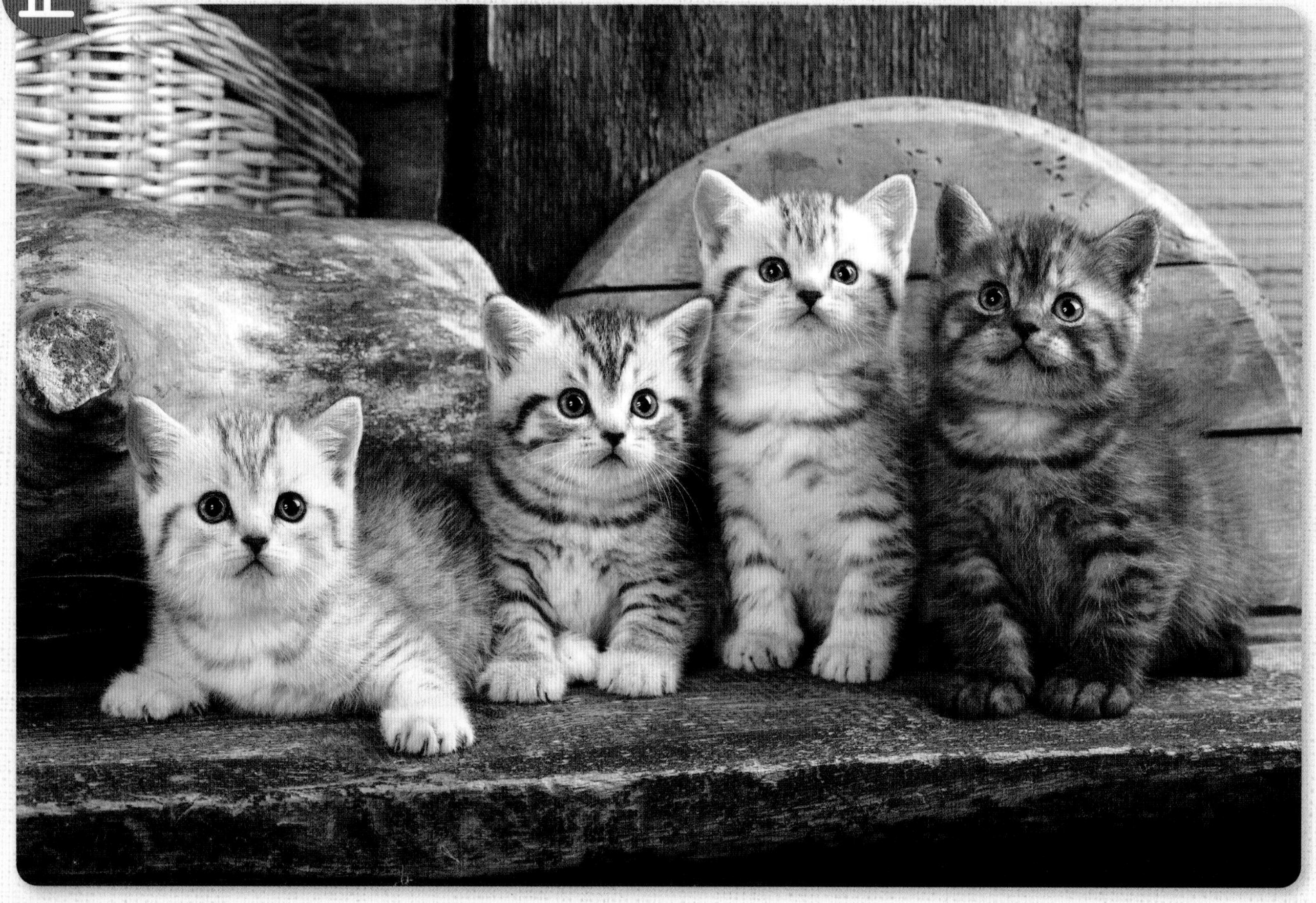

誤　まちがいは5つ。1分で探してにゃ。

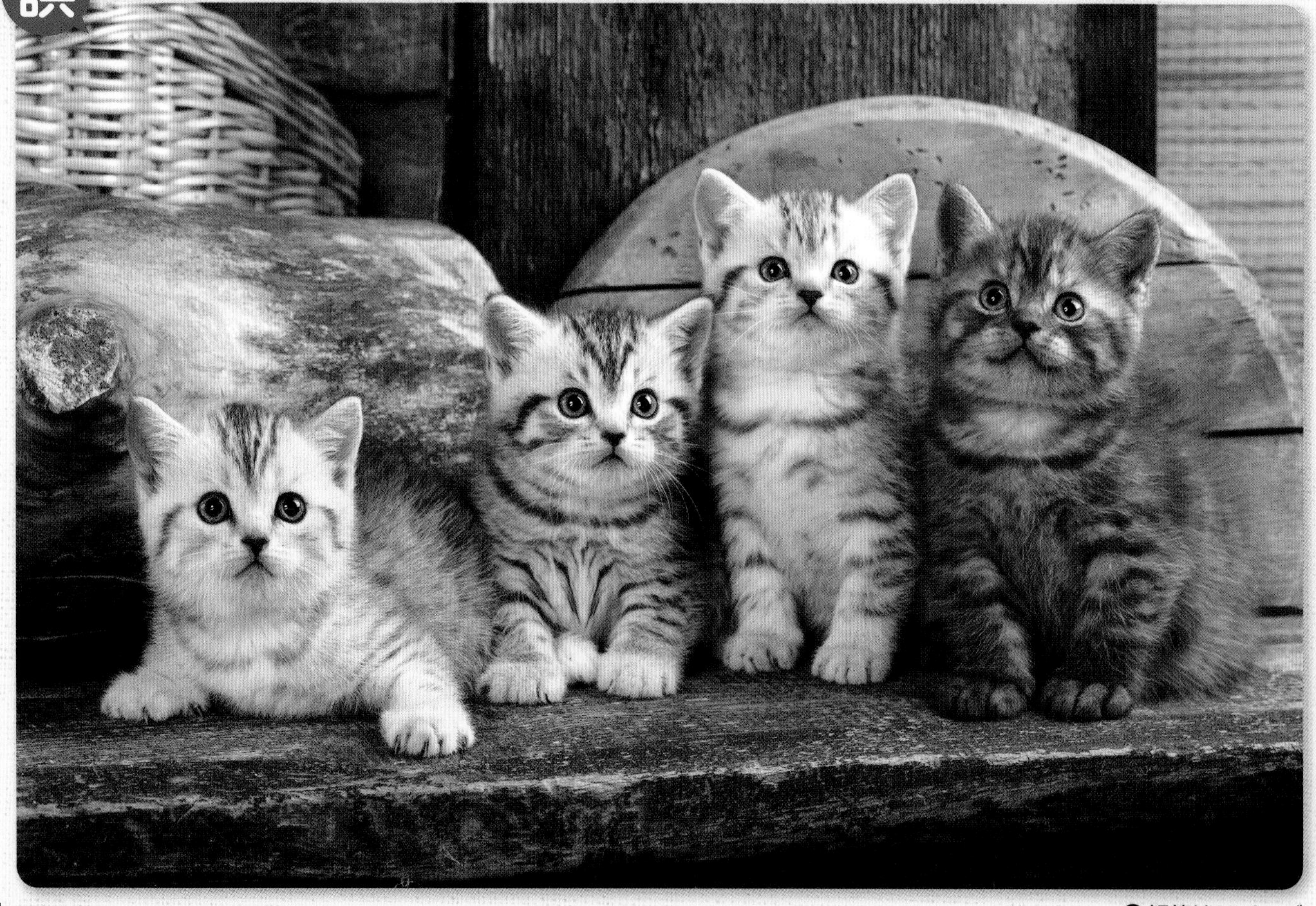

➡解答は65ページ

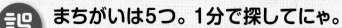

11 にらみねこ

何見てんだぁ～？

1分で見つけた数	個
全部見つけるまでの時間	分　秒

正

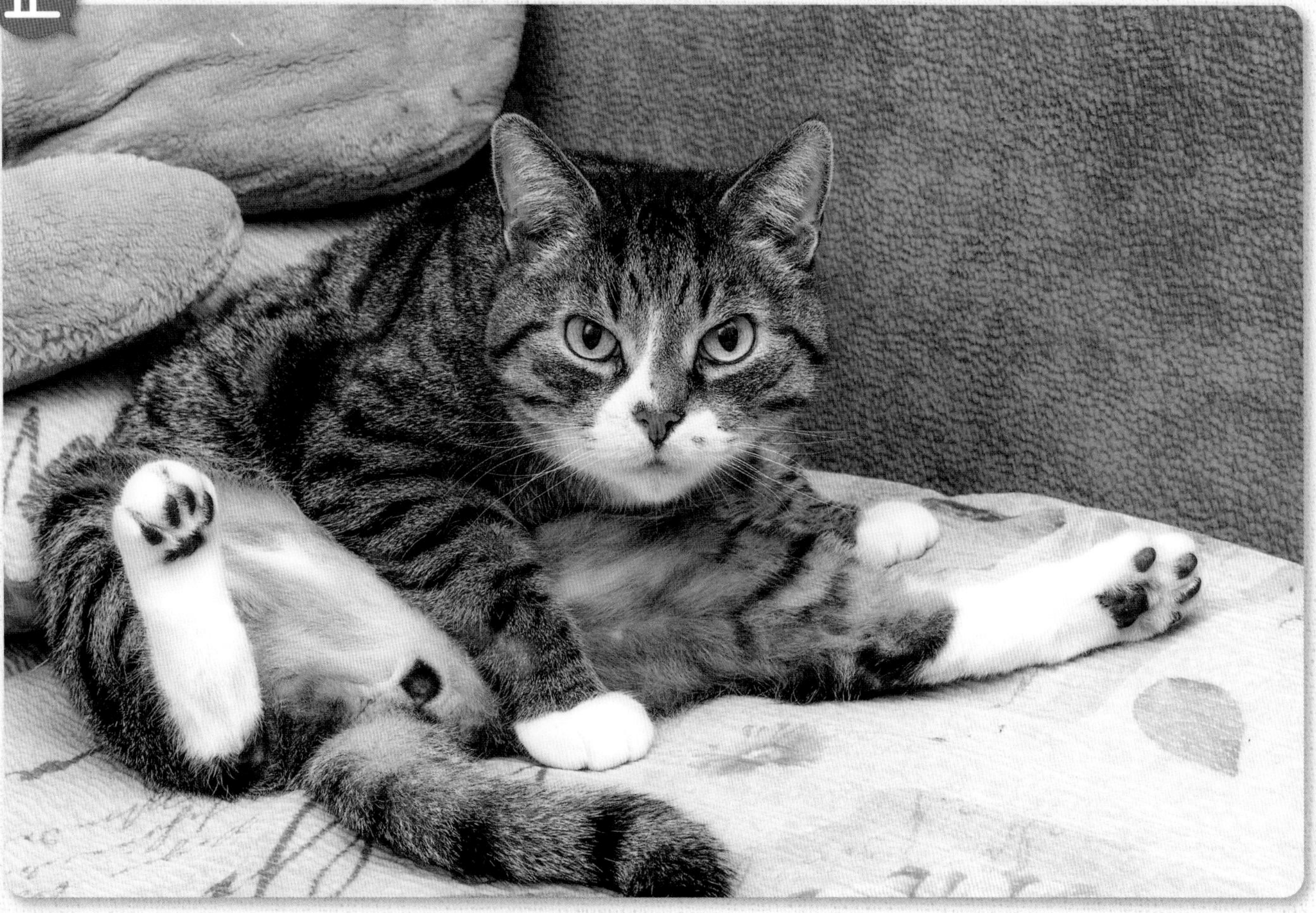

誤

まちがいは5つ。1分で探してにゃ。

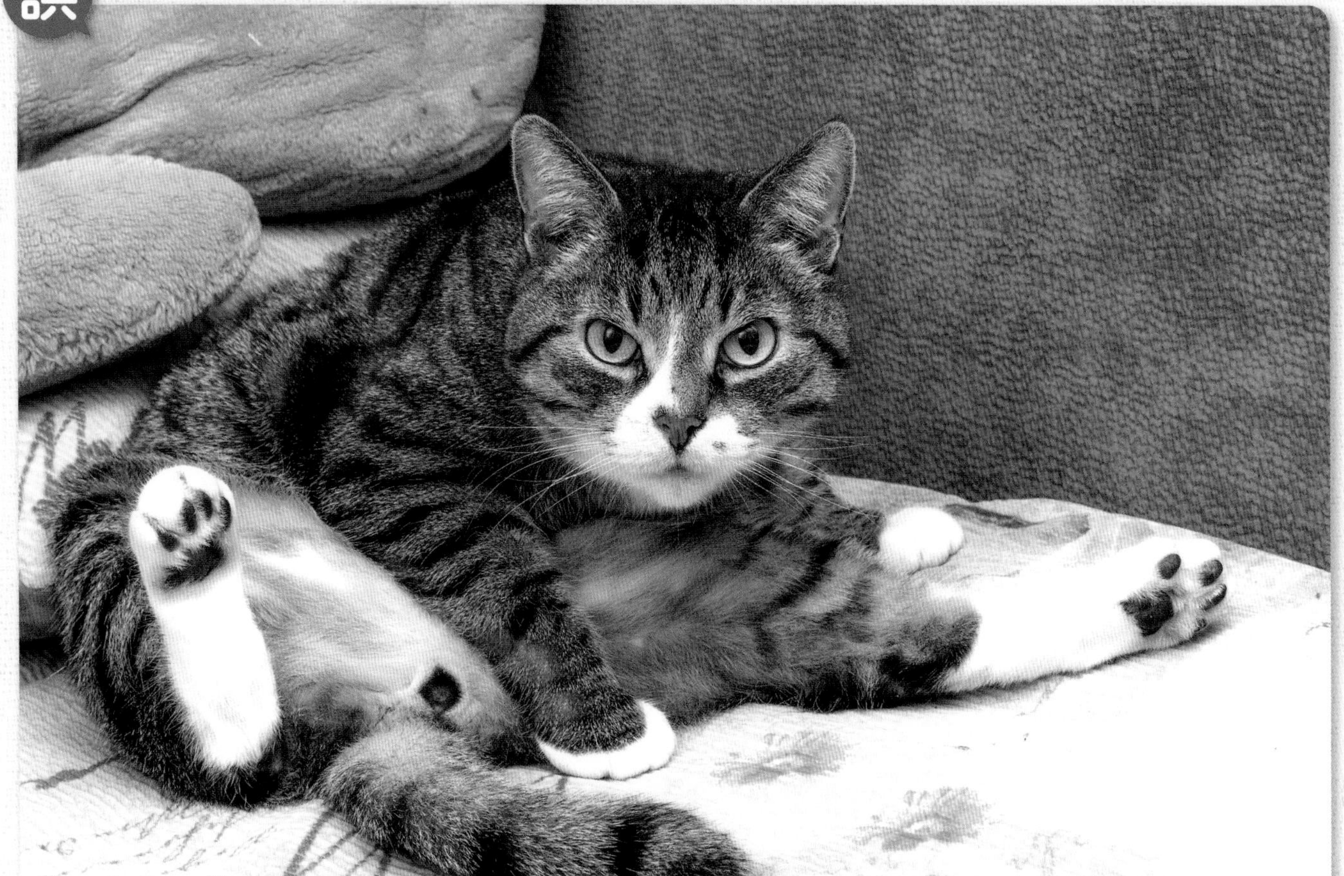

➡解答は65ページ

12 先客ねこ

ノックしてください。
まだですにゃ

1分で見つけた数	個
全部見つけるまでの時間	分　秒

正

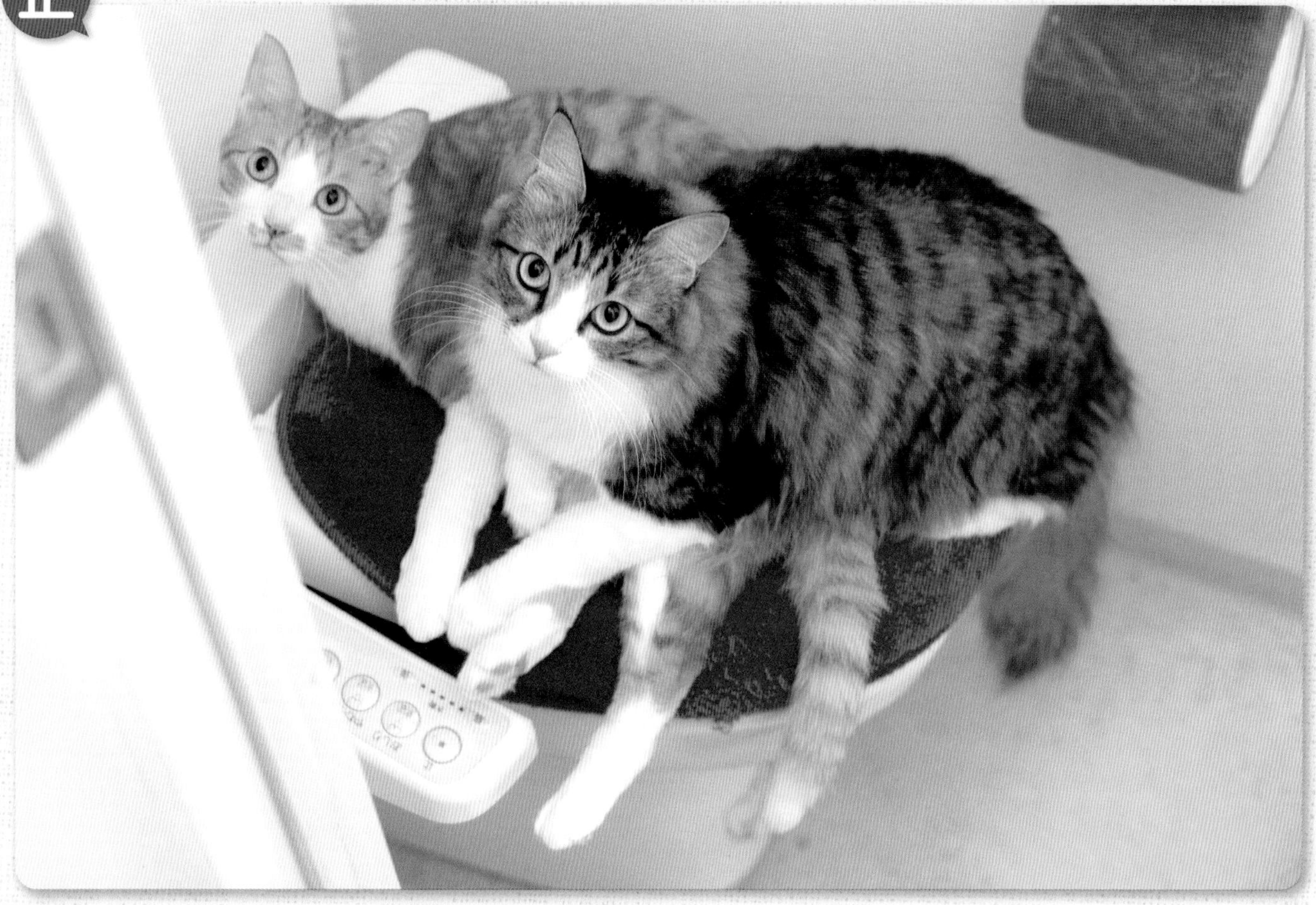

誤　まちがいは5つ。1分で探してにゃ。

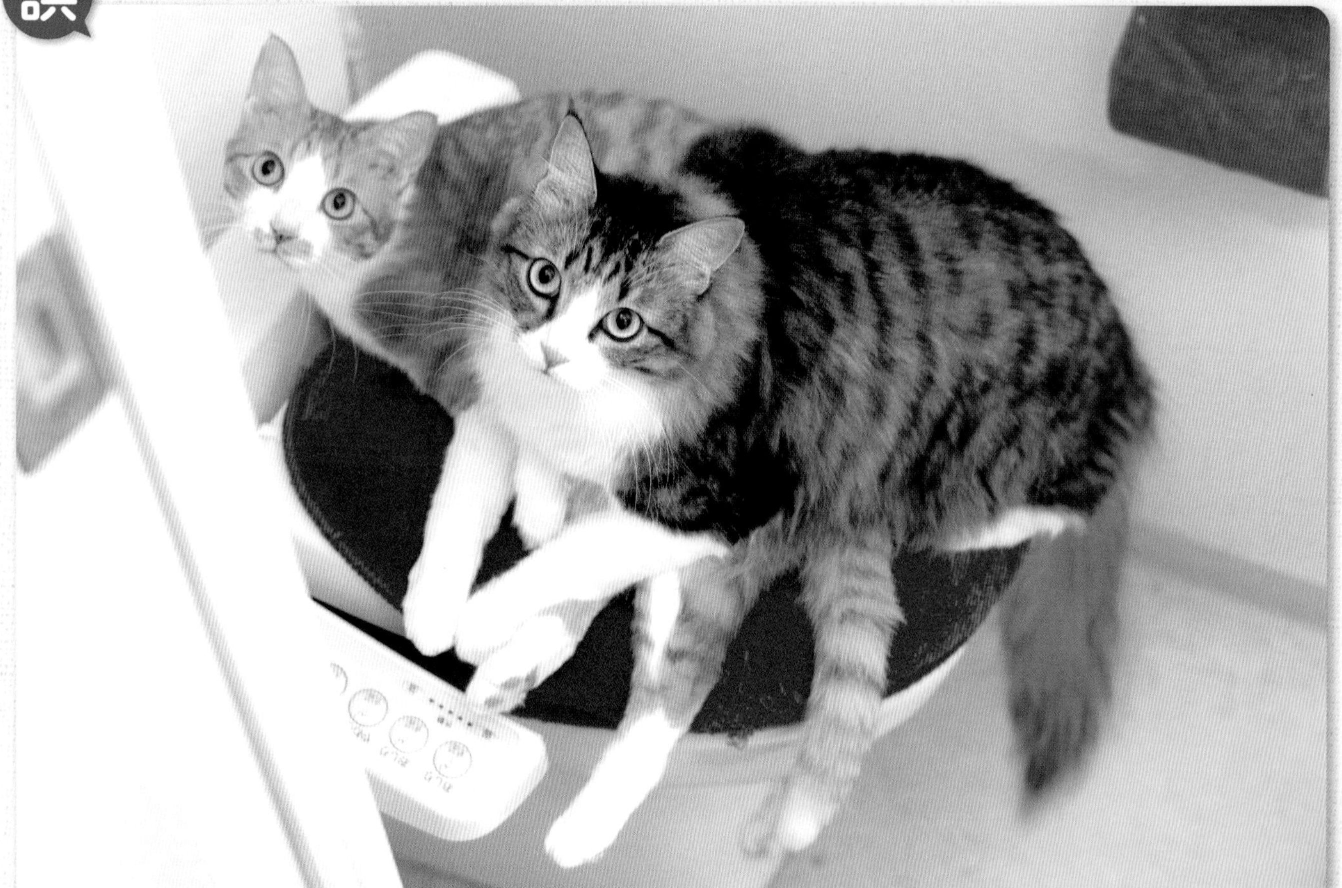

➡解答は65ページ

13 スリッパねこ

収まり最高〜〜〜

1分で見つけた数	個
全部見つけるまでの時間	分　秒

正

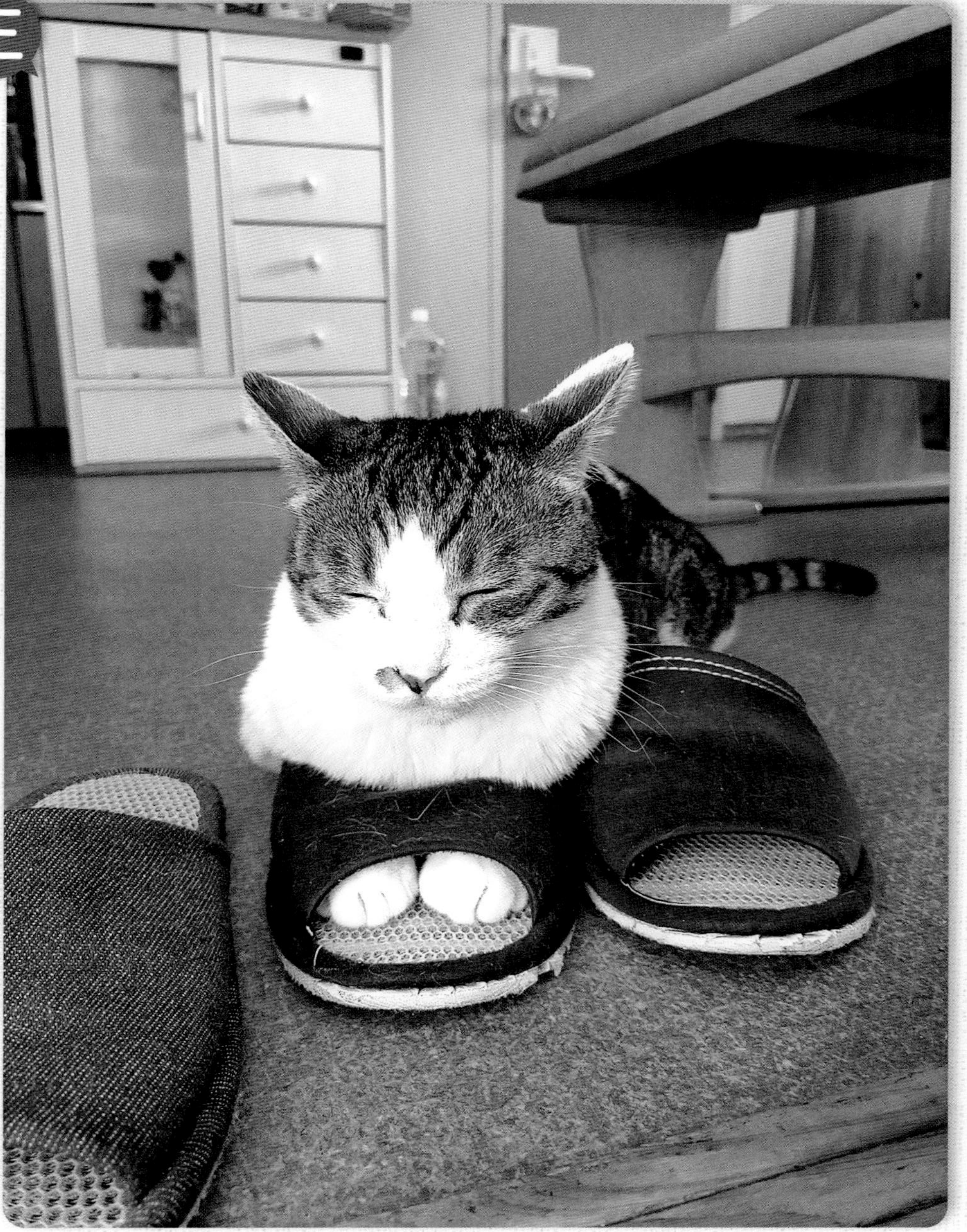

そっちかい！

誤

まちがいは5つ。1分で探してにゃ。

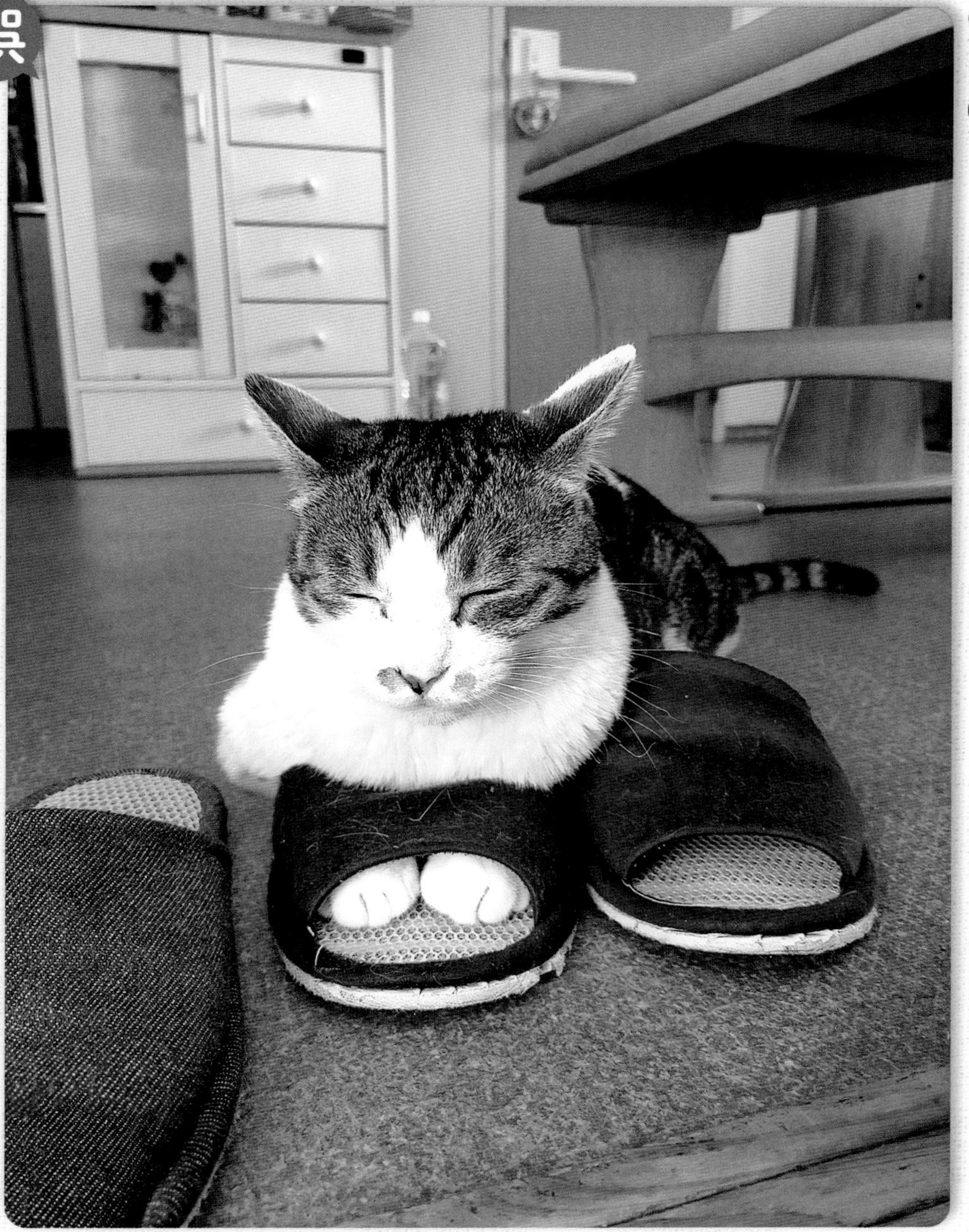

➡解答は65ページ

14 仕事できすぎねこ

リモート会議
代わりに出といたぜ

1分で見つけた数	個
全部見つけるまでの時間	分　秒

正

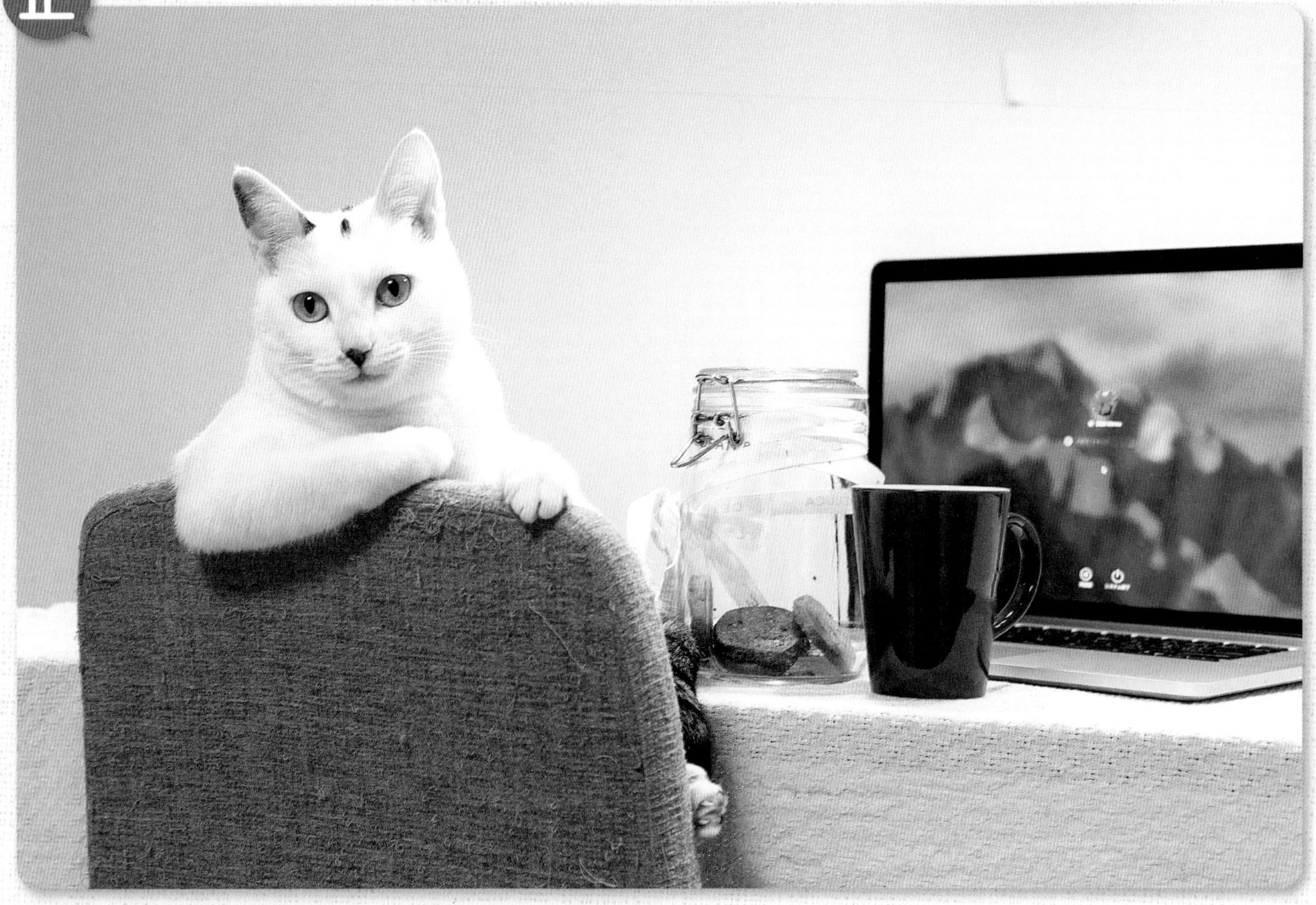

誤　まちがいは5つ。1分で探してにゃ。

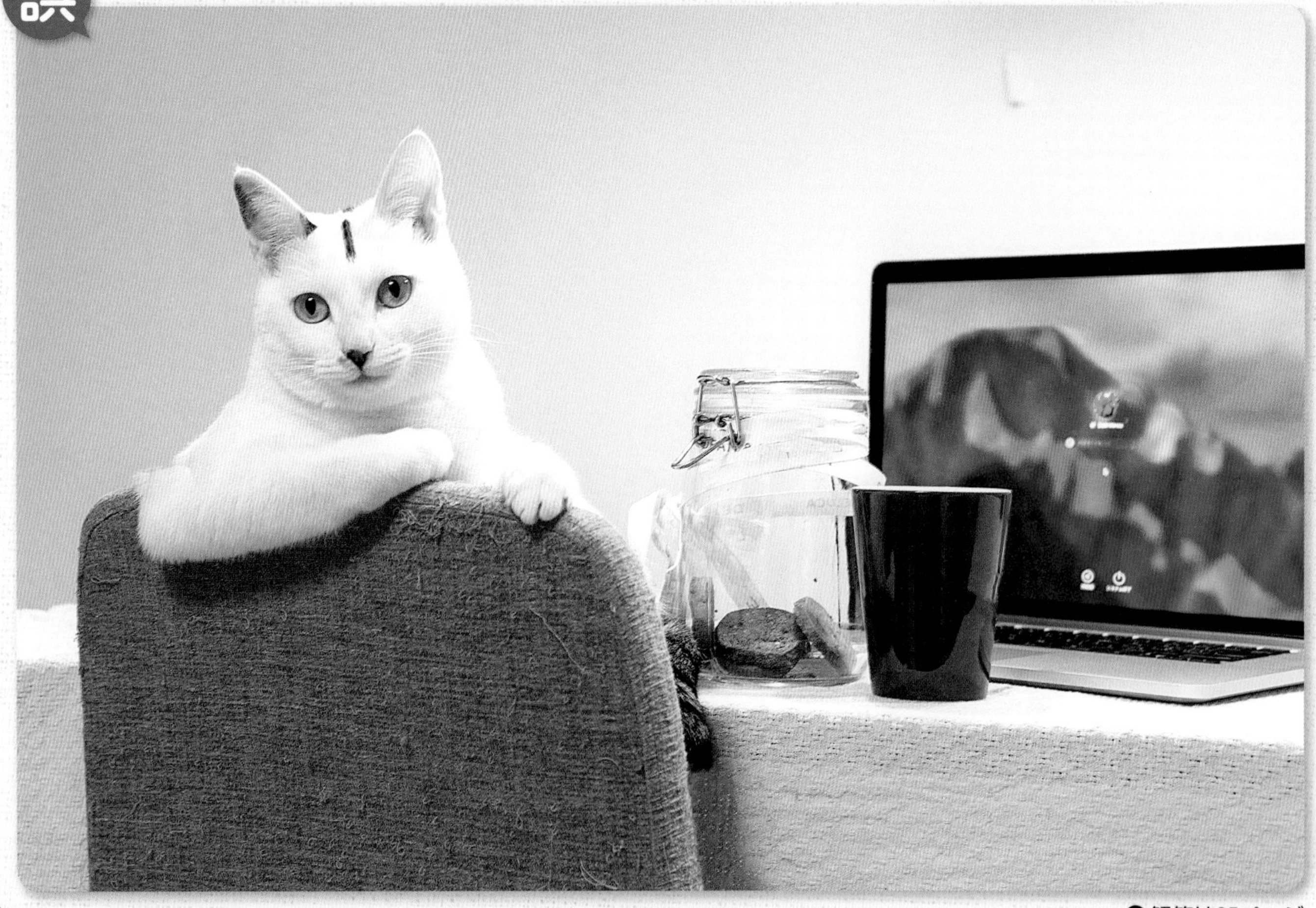

➡解答は65ページ

15 バスガイドねこ

左手に見えるのが
お花の鉢でーす

1分で見つけた数	個
全部見つけるまでの時間	分　秒

正

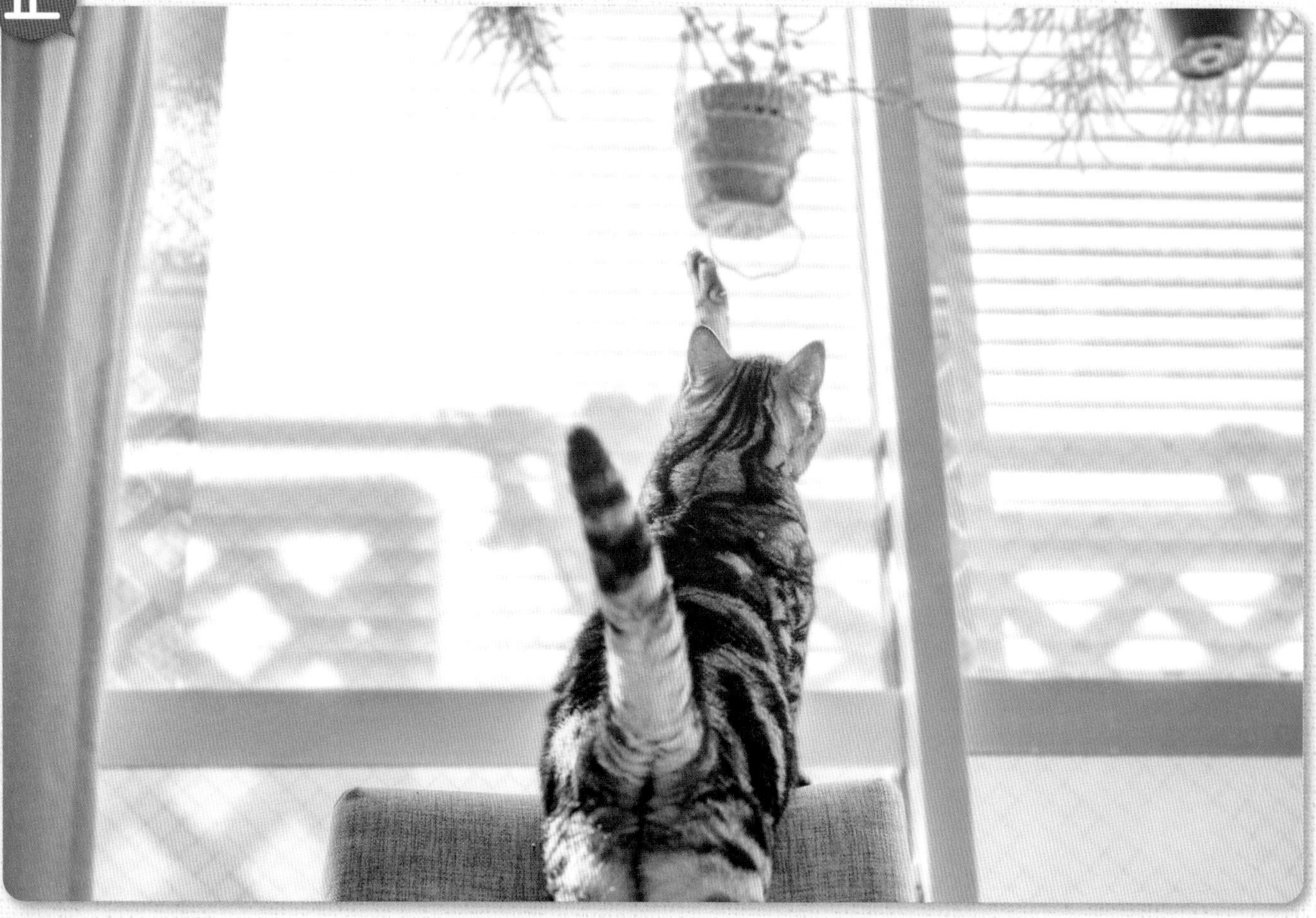

誤　まちがいは5つ。1分で探してにゃ。

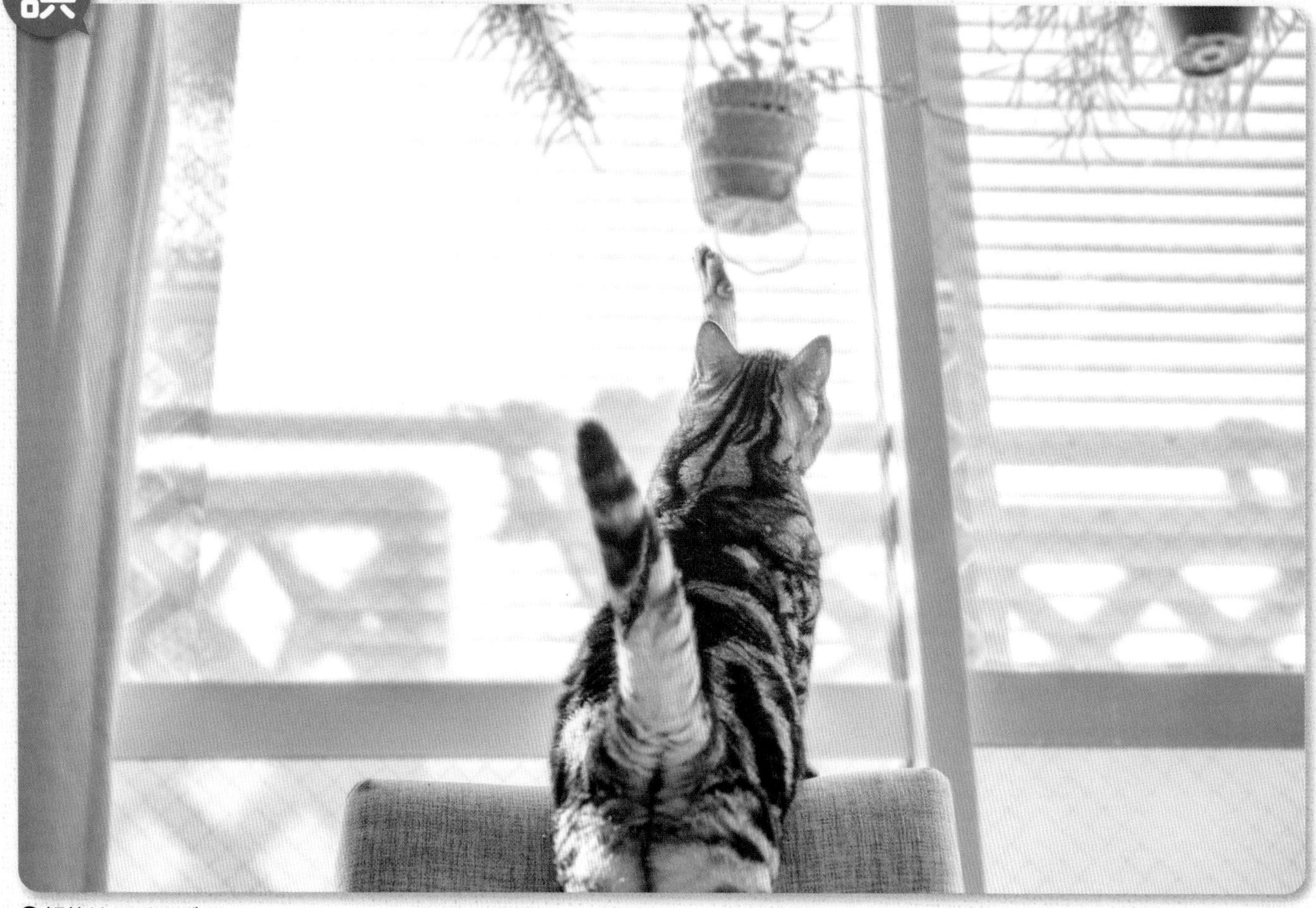

➡解答は65ページ

16 モデルねこ

目線は外しておくわね。
キレイに撮ってにゃ

1分で見つけた数	個
全部見つけるまでの時間	分　秒

正

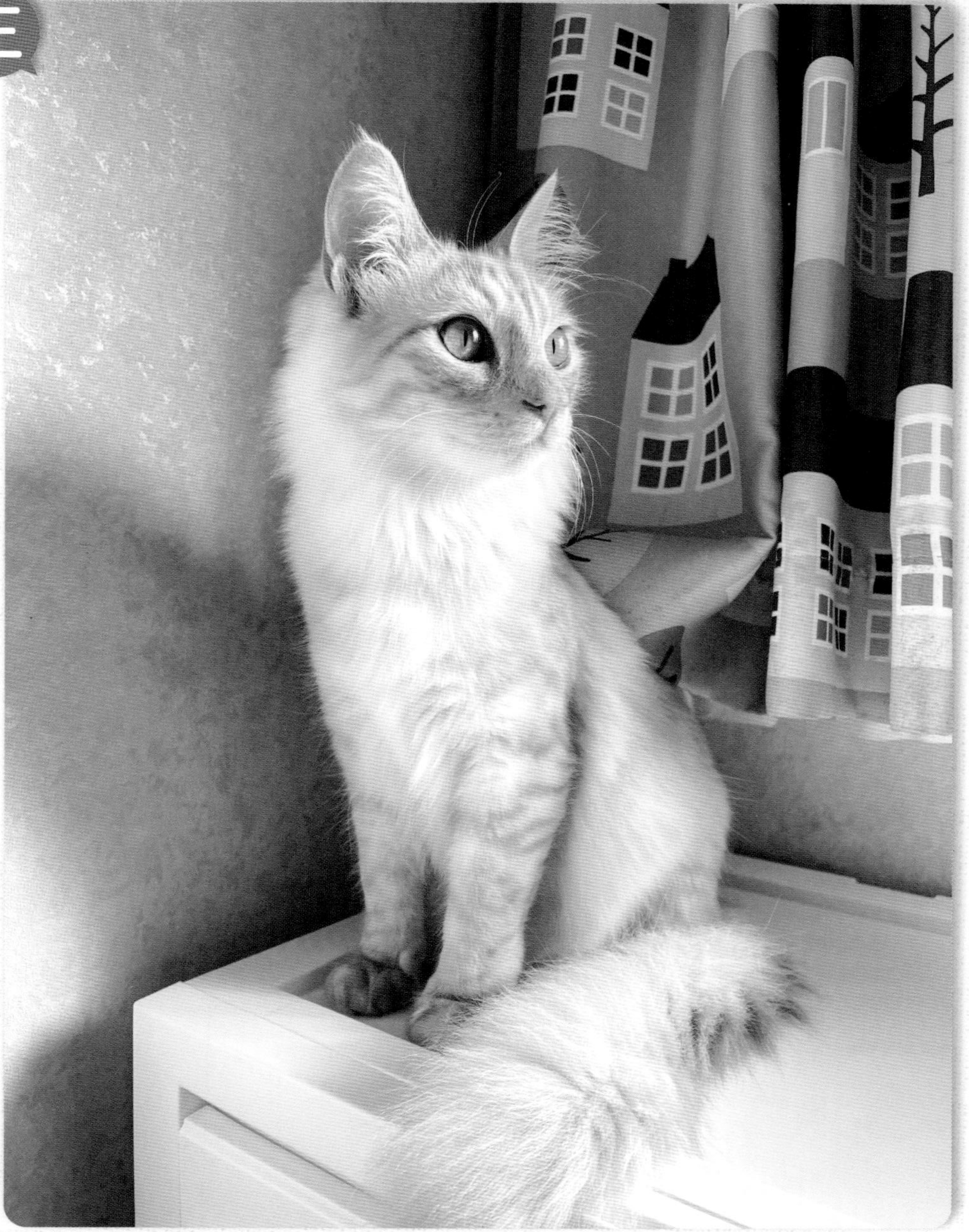

埼玉県／田中晴美さんちのリオンちゃん

誤

まちがいは5つ。1分で探してにゃ。

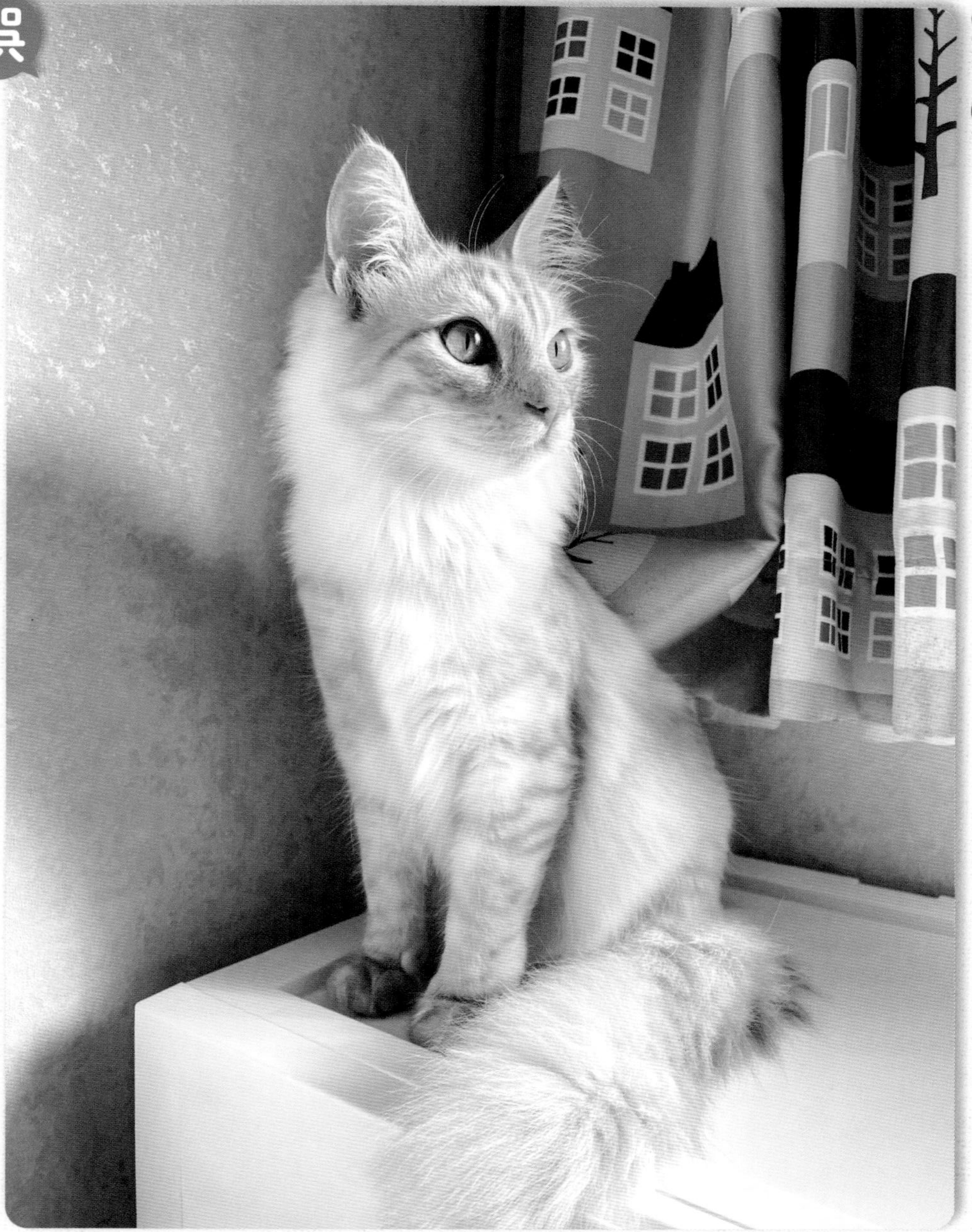

➡解答は66ページ

17 占い師ねこ

これくらいの
水晶が欲しいにゃ

1分で見つけた数		個
全部見つけるまでの時間	分	秒

正

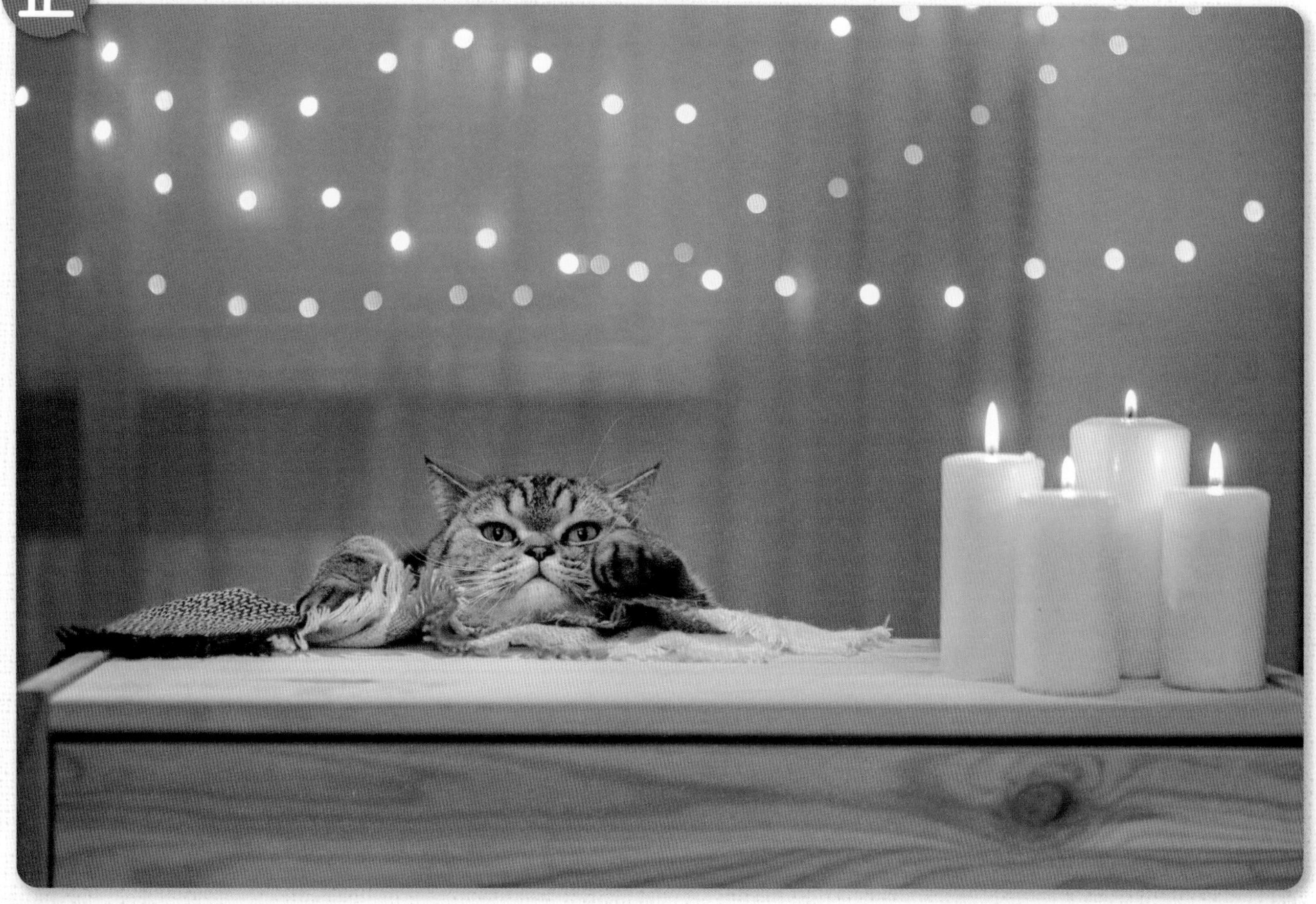

誤　**まちがいは5つ。1分で探してにゃ。**

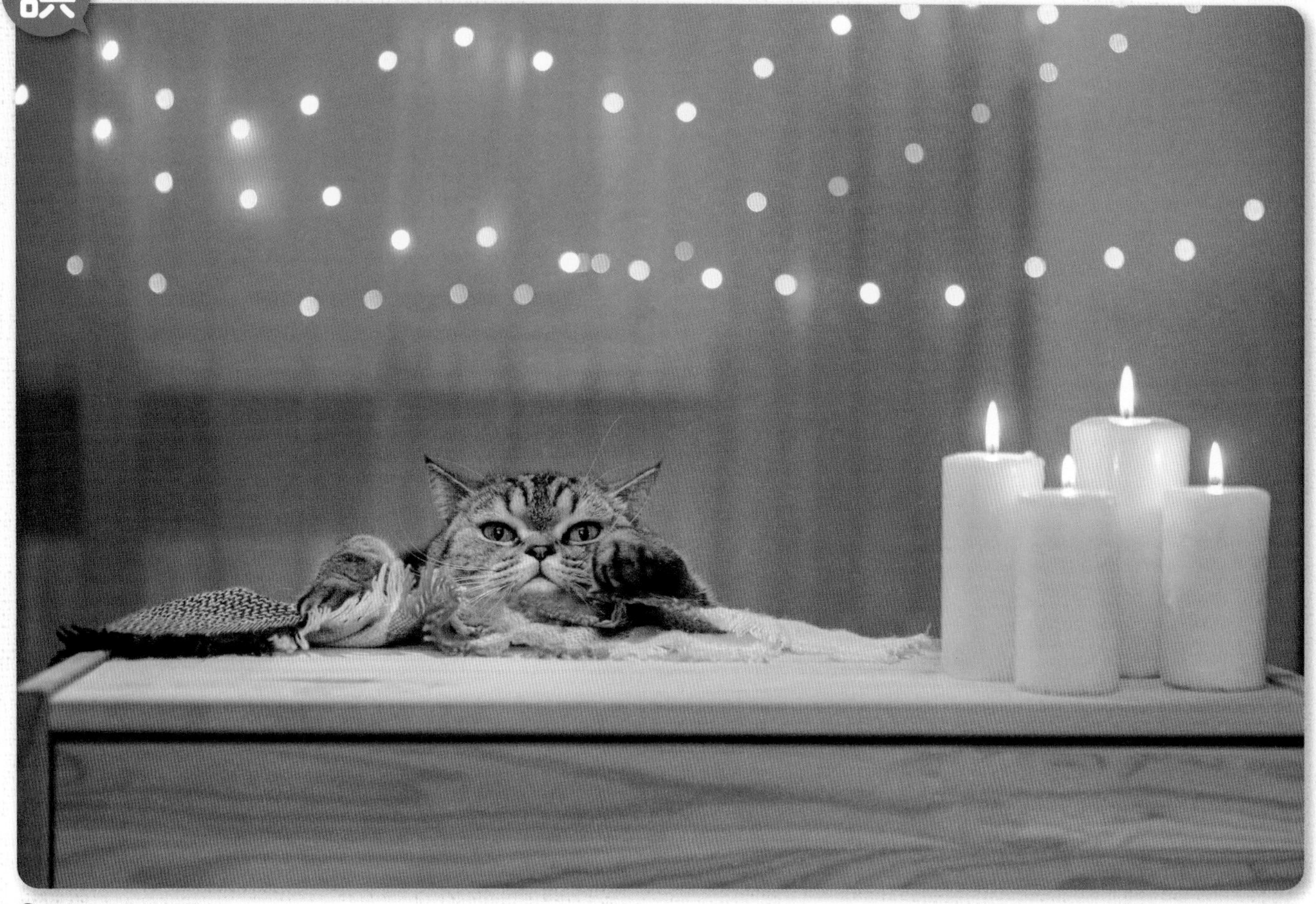

➡解答は66ページ

18 ハムハムねこ

おやつもらえないから
これでもハムハムしよ

1分で見つけた数	個
全部見つけるまでの時間	分　秒

正

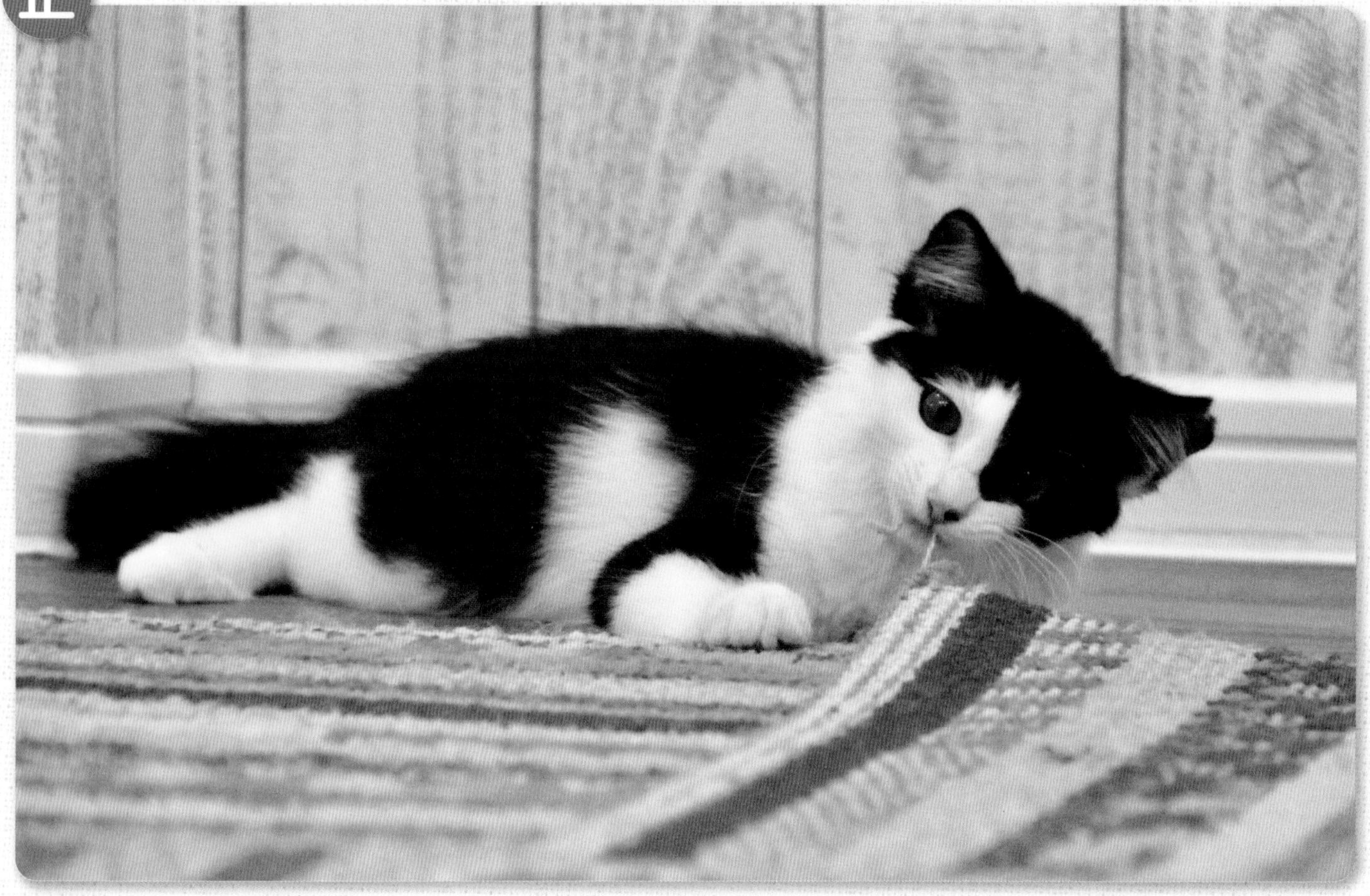

誤　まちがいは5つ。1分で探してにゃ。

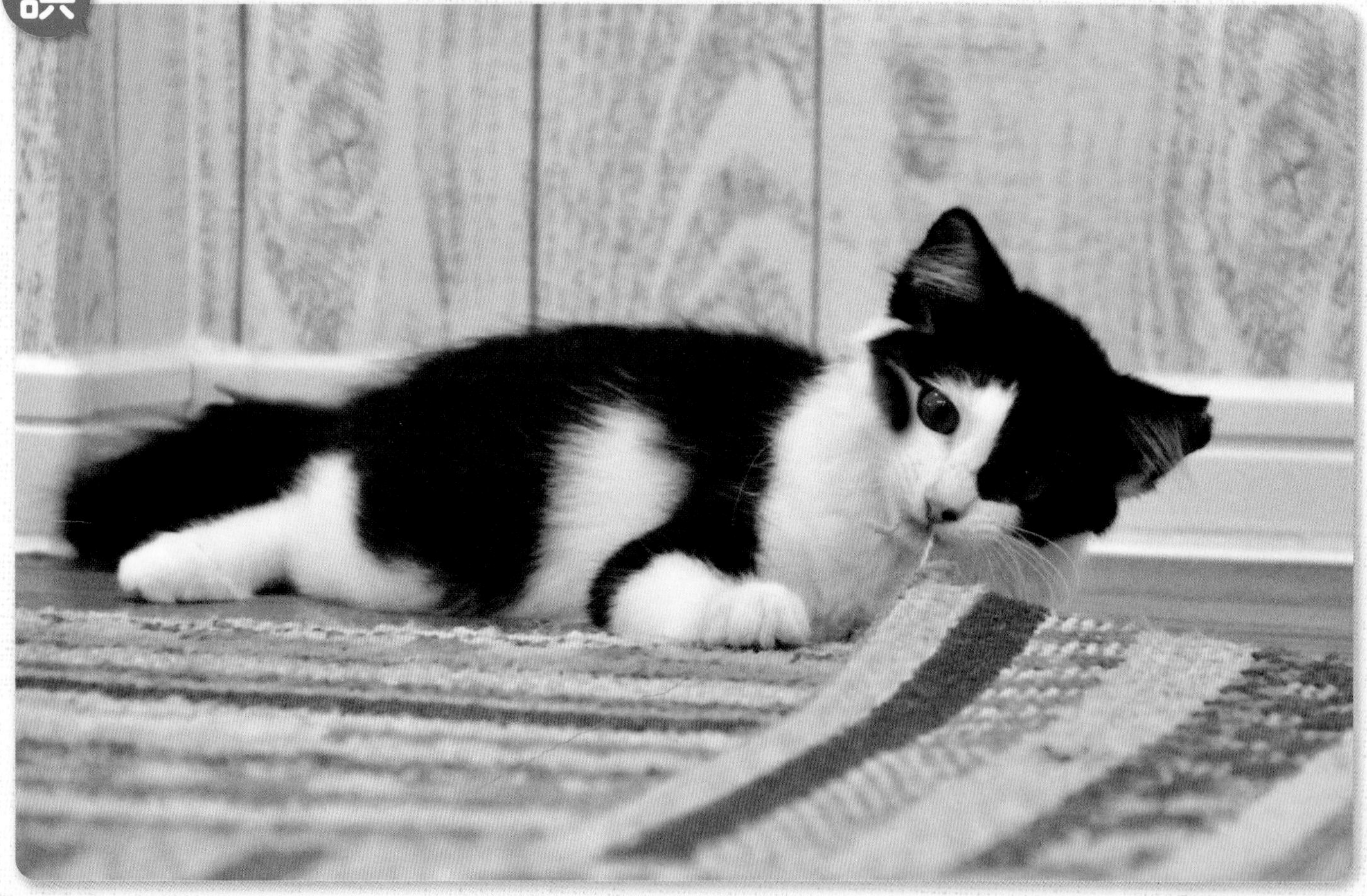

➡解答は66ページ

19 むっちりねこ

このわがままボディを
うらやむといいにゃ

1分で見つけた数	個
全部見つけるまでの時間	分　秒

正

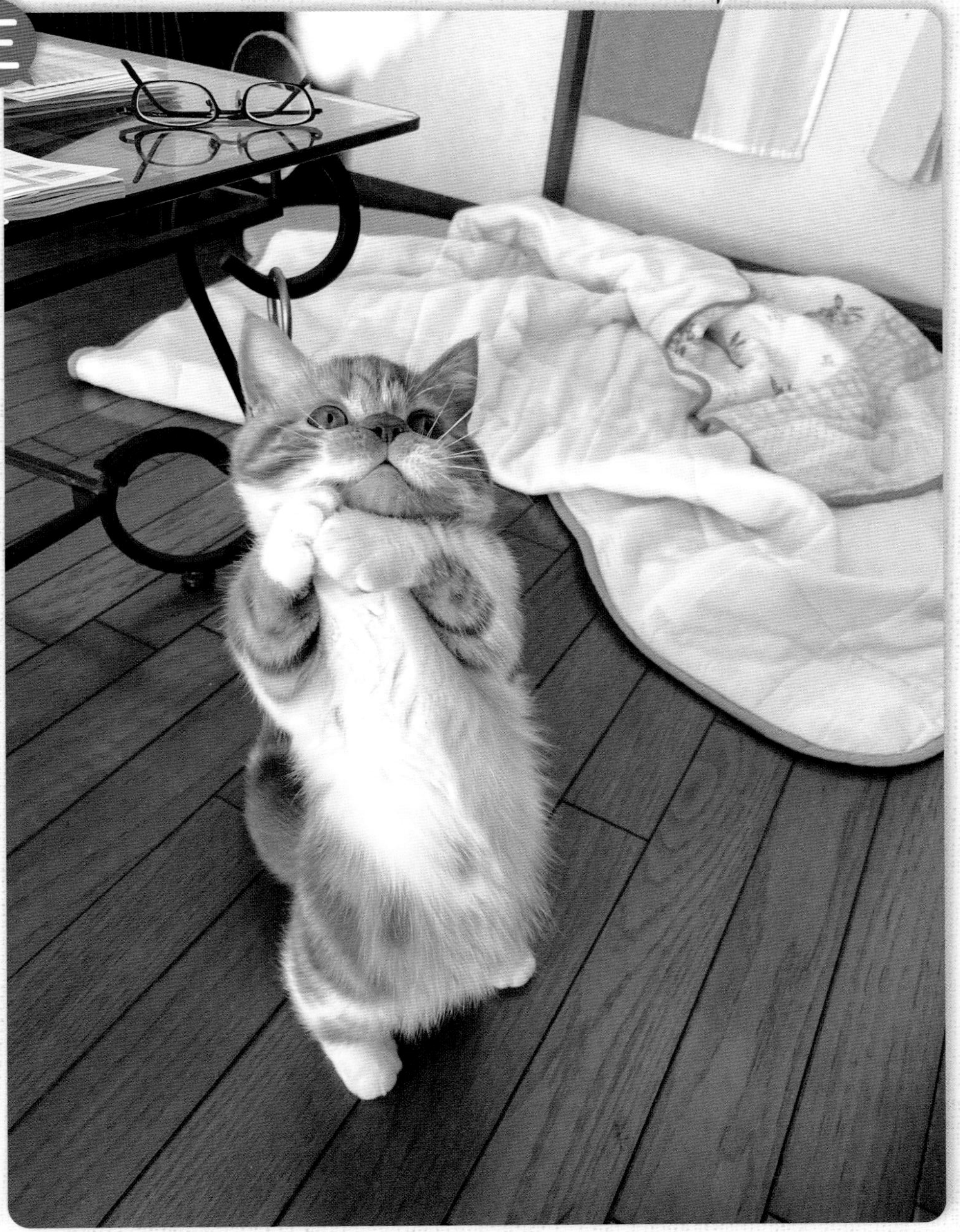

埼玉県／田中晴美さんちのカムちゃん

誤

まちがいは5つ。1分で探してにゃ。

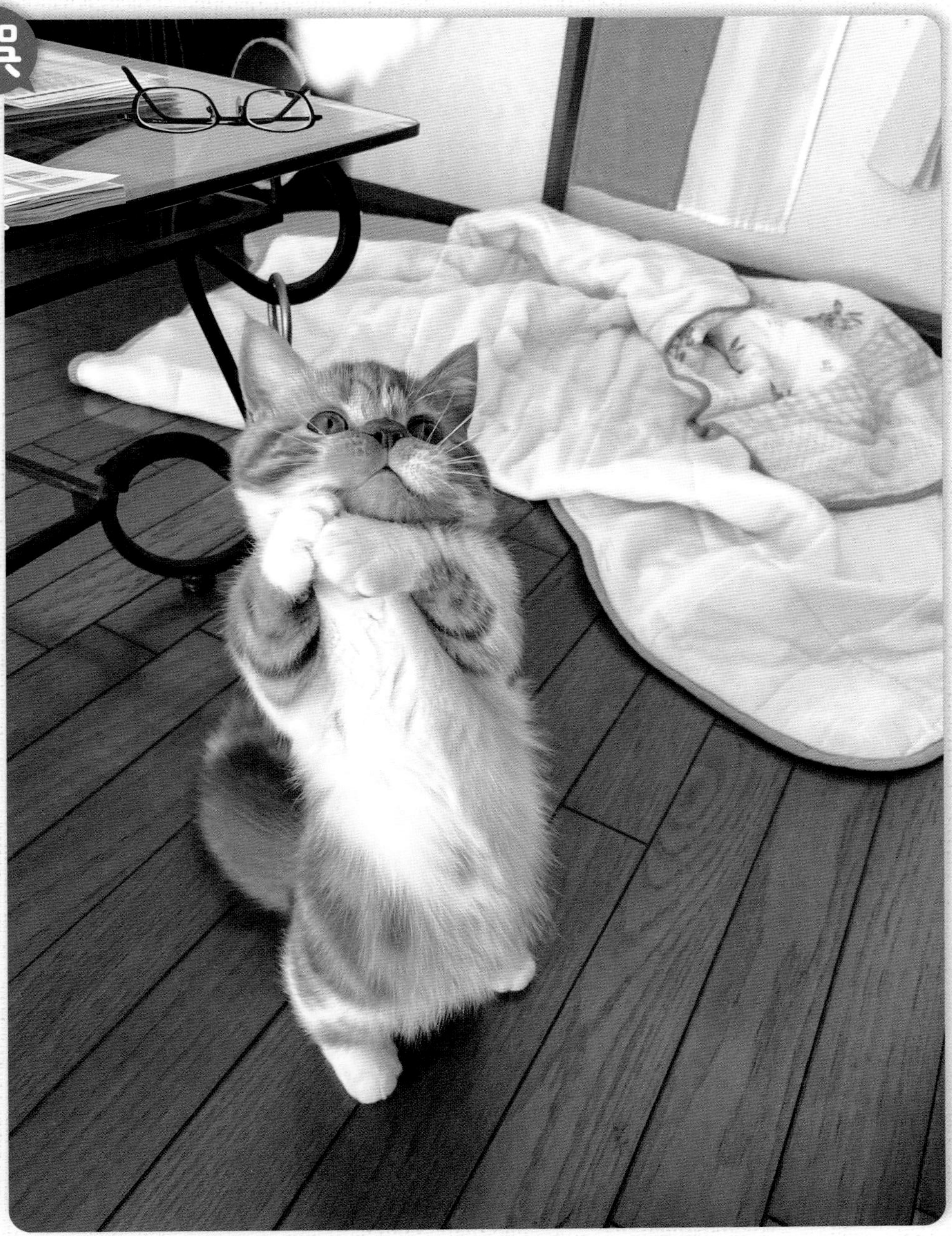

➡ 解答は66ページ

20 現行犯ねこ

やっちまったにゃー

1分で見つけた数	個
全部見つけるまでの時間	分　秒

正

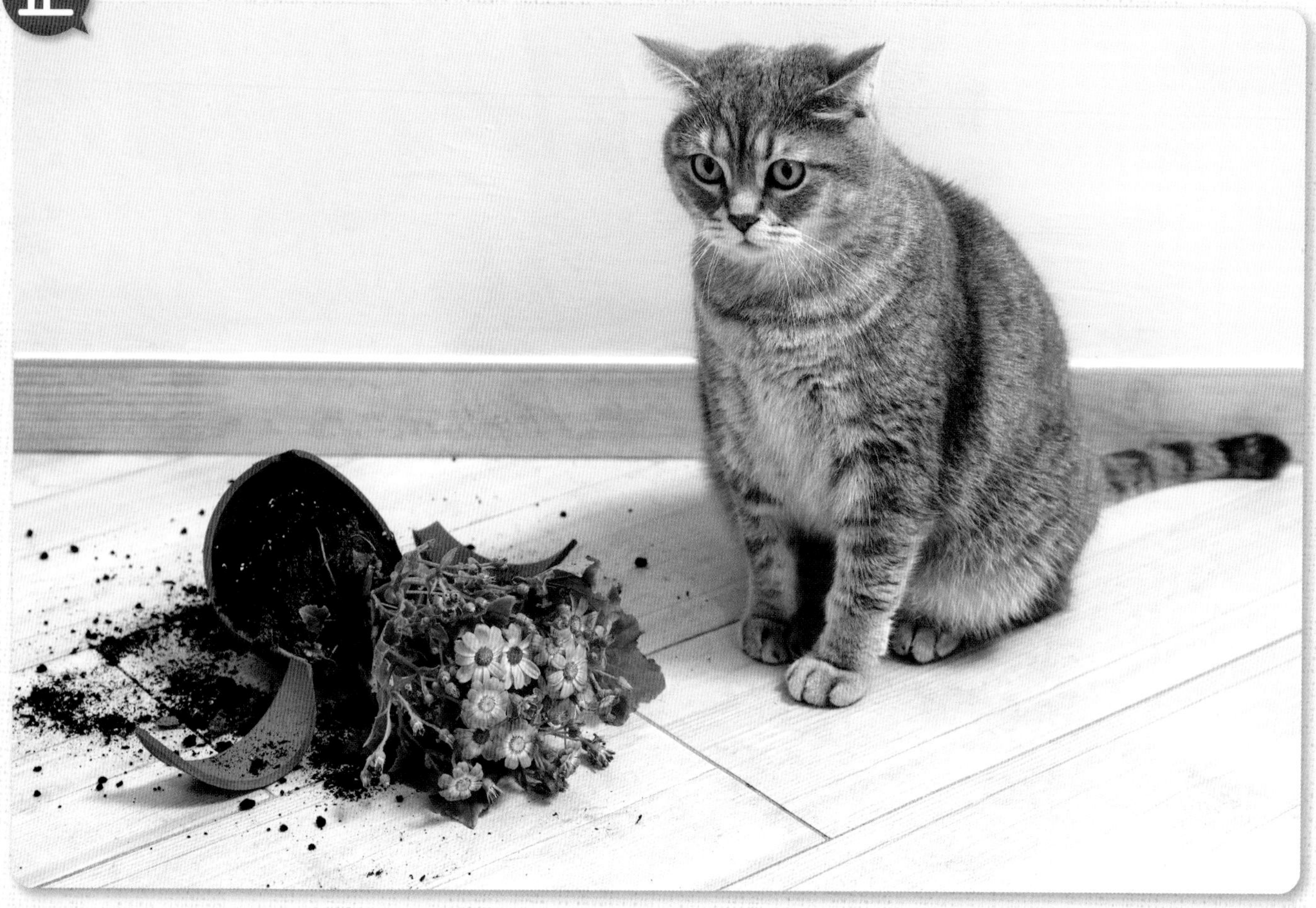

誤　まちがいは5つ。1分で探してにゃ。

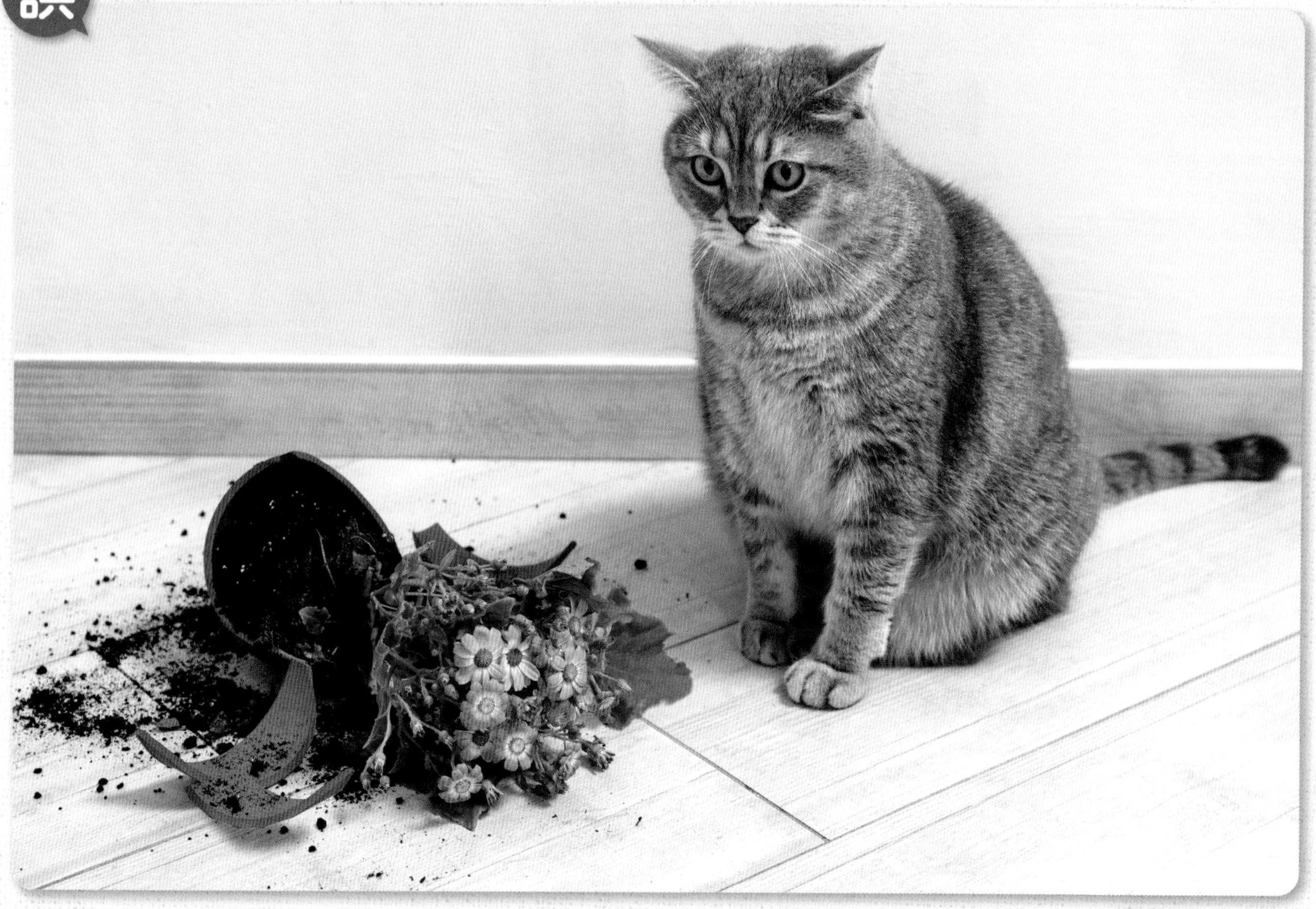

➡解答は66ページ

21 サンタ見習いねこ

すみましぇん…
煙突ってどこですか？

1分で見つけた数	個
全部見つけるまでの時間	分　秒

正

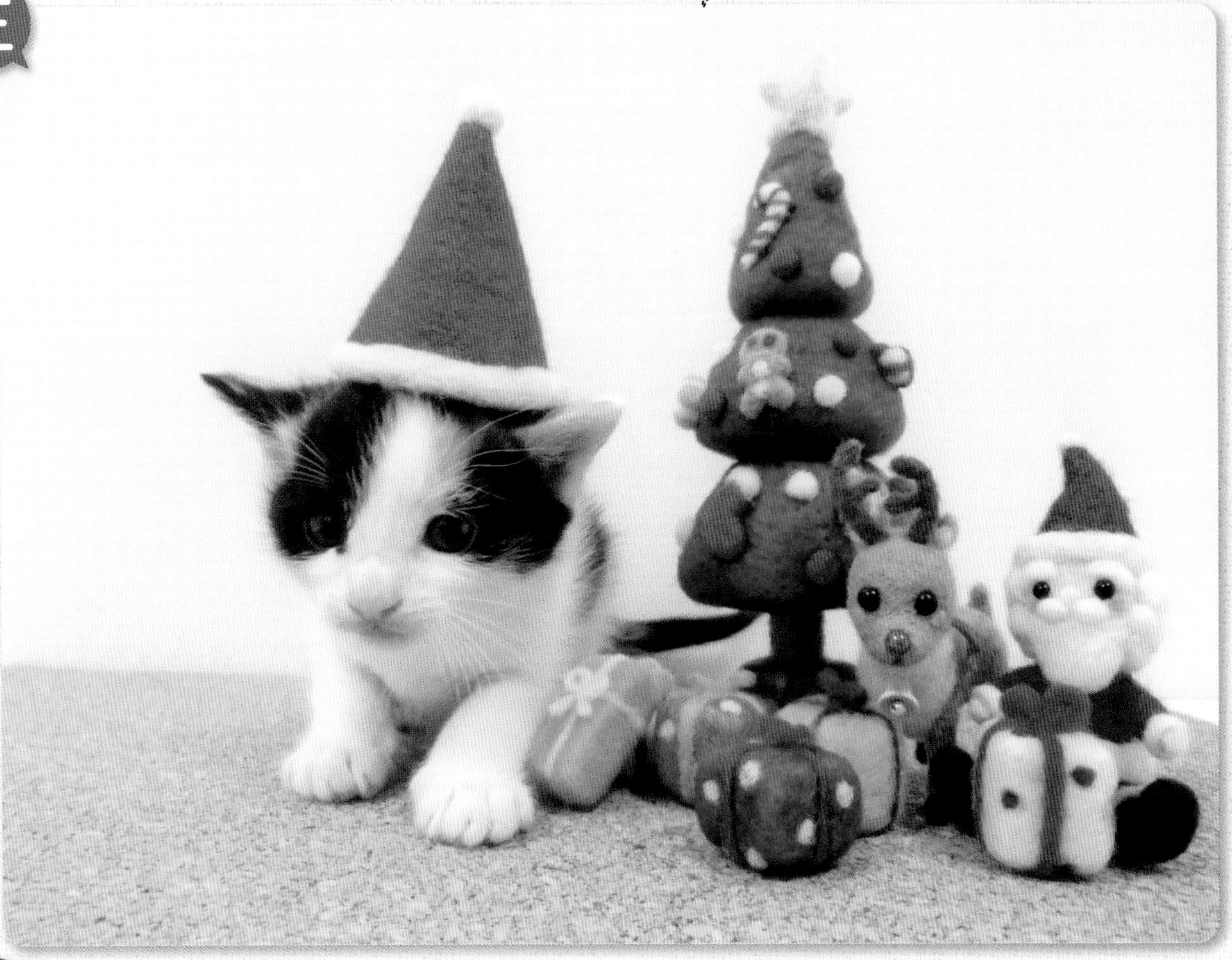

誤

まちがいは5つ。1分で探してにゃ。

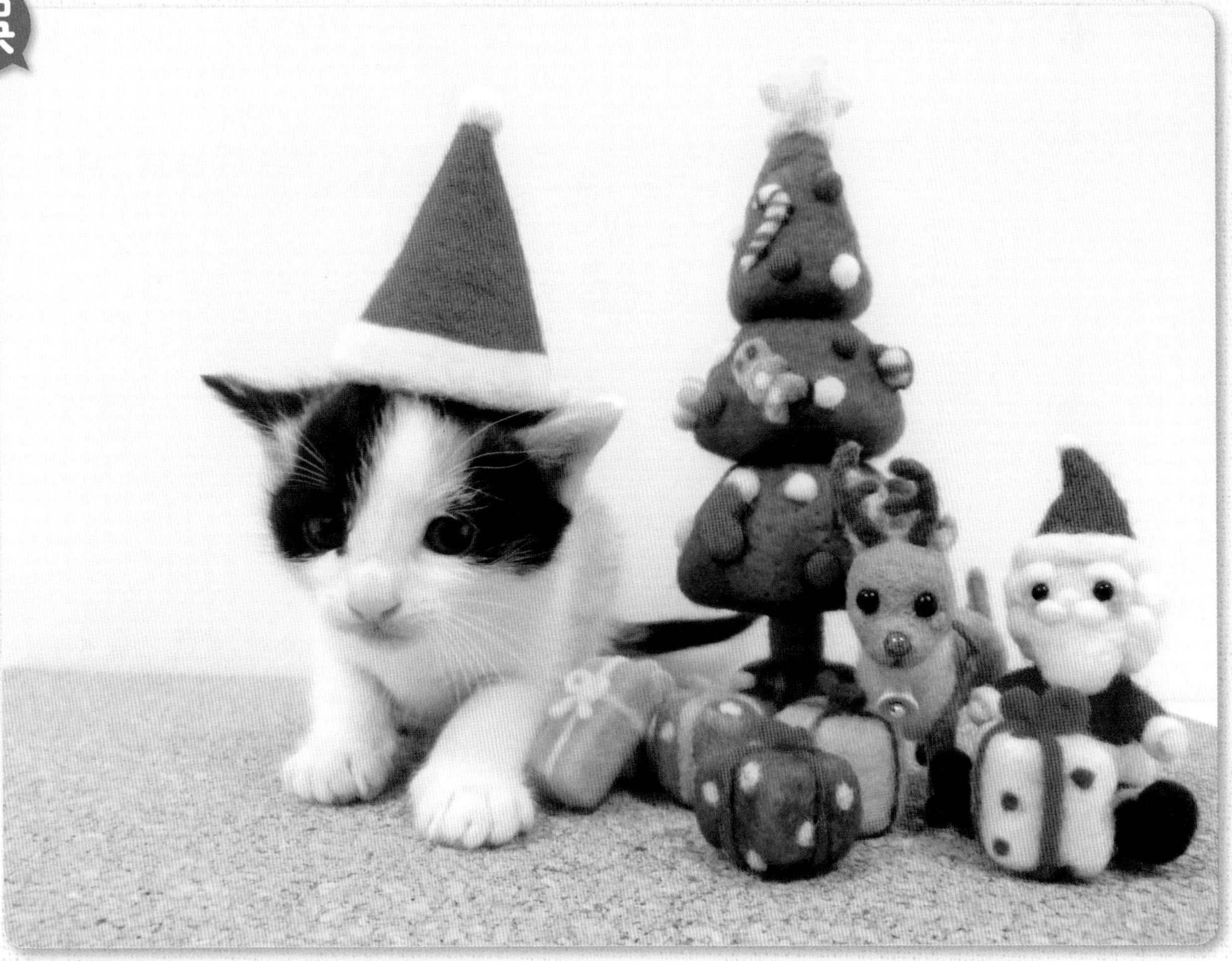

➡解答は66ページ

22 パーティーにゃんこ

インスタ映え
間違いないにゃ

1分で見つけた数	個
全部見つけるまでの時間	分　秒

正

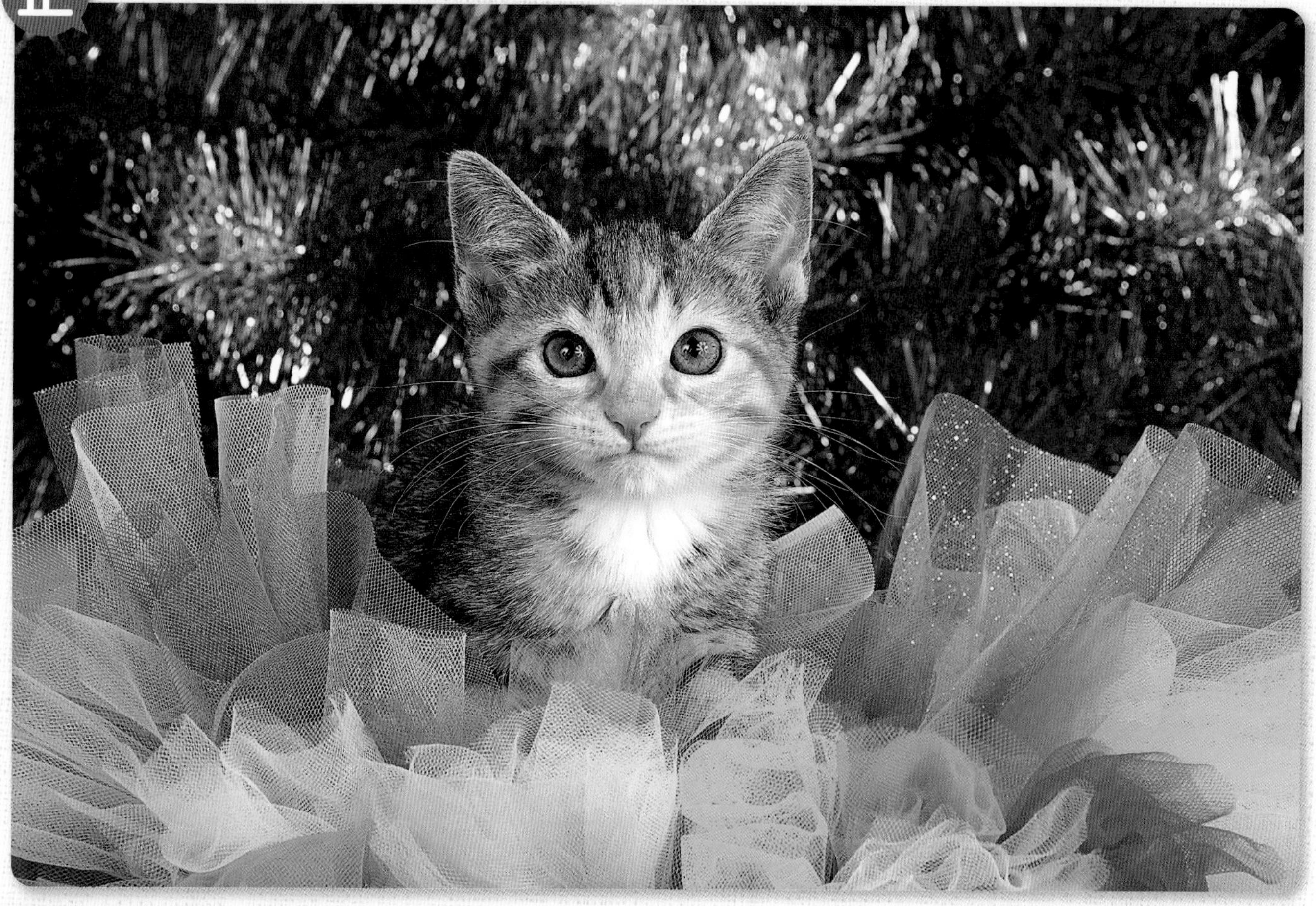

誤　まちがいは5つ。1分で探してにゃ。

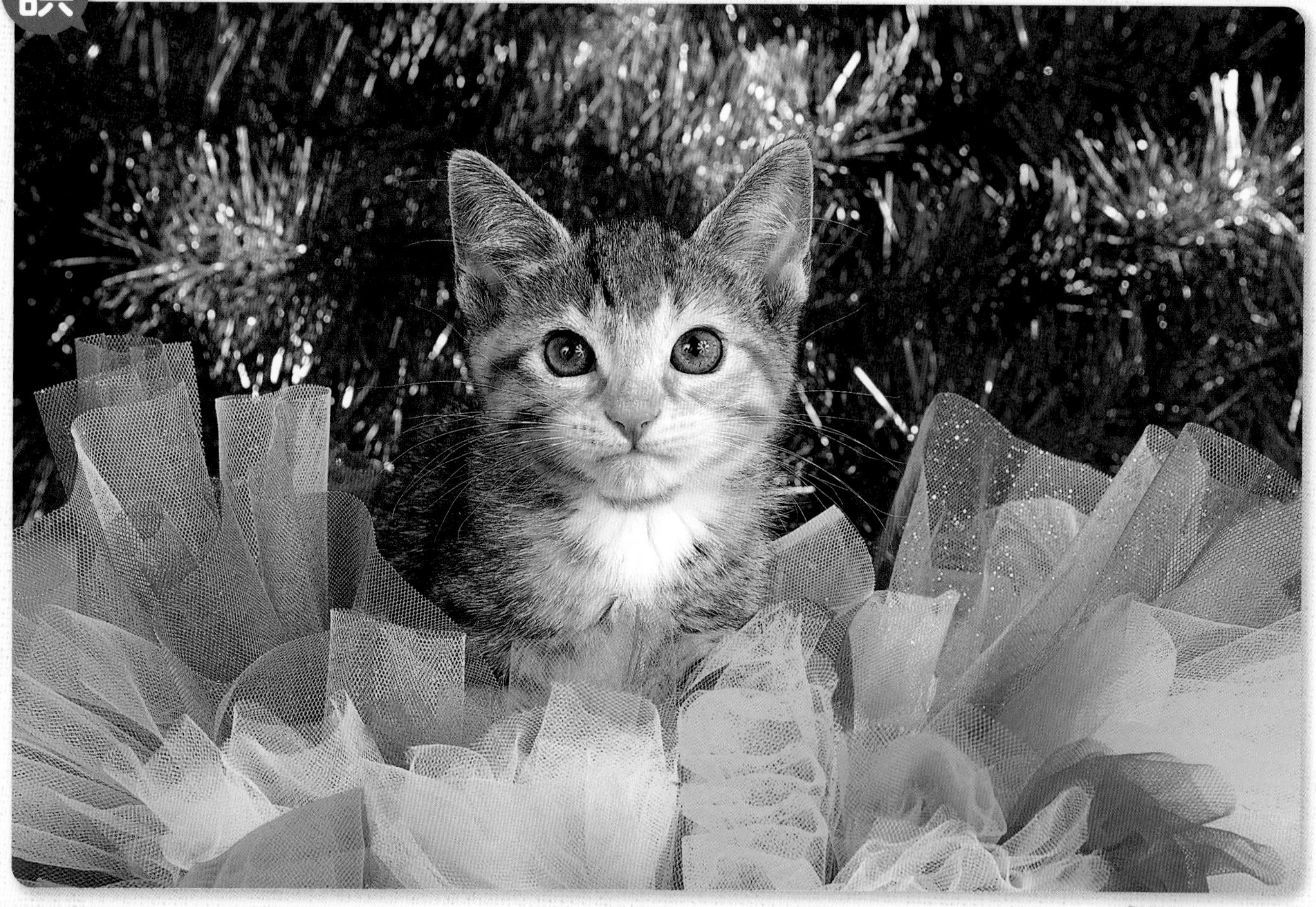

➡解答は66ページ

23 おばけねこ

そこで何かがテレビから
こうにゃっと出てきたのです

正

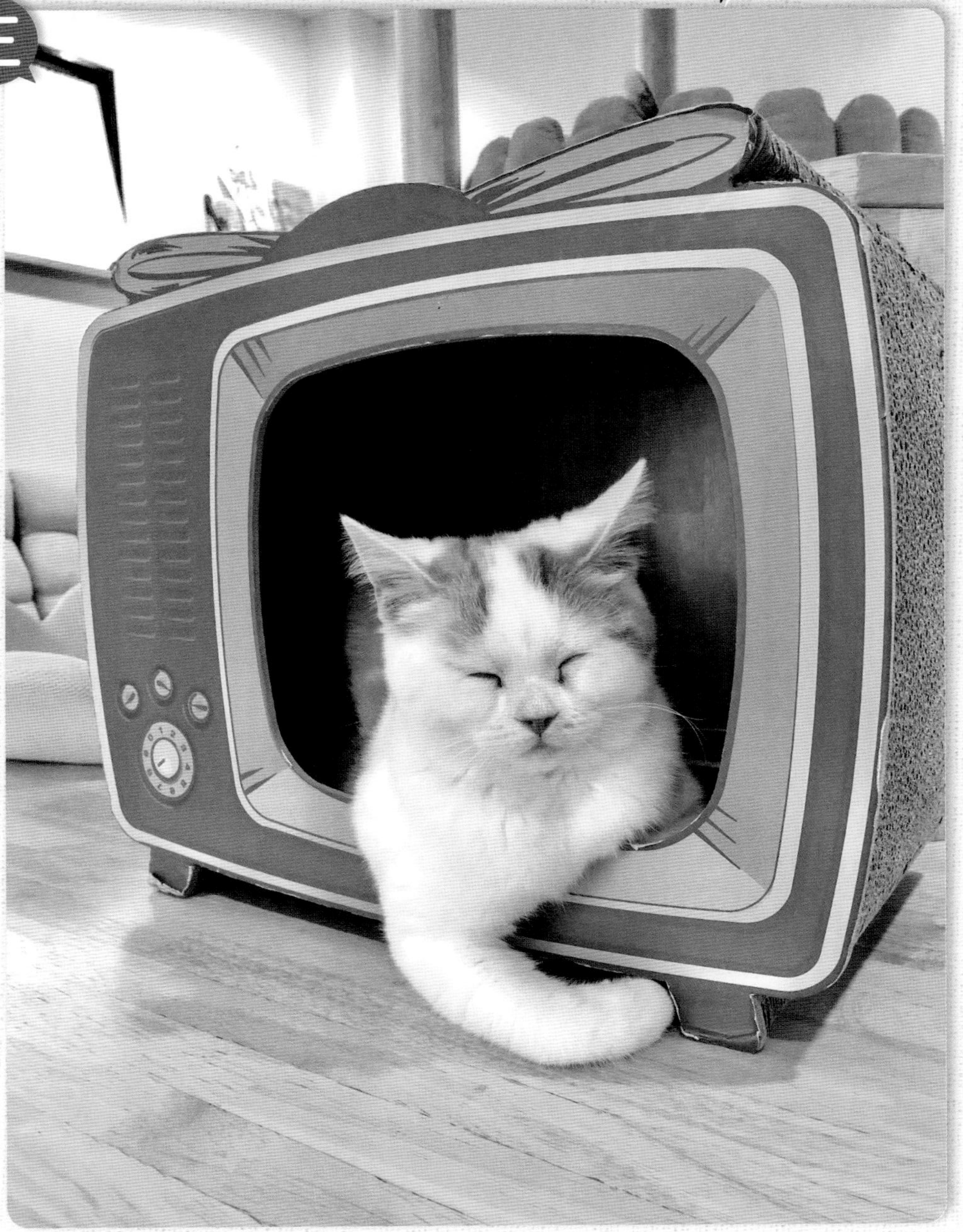

誤

まちがいは5つ。1分で探してにゃ。

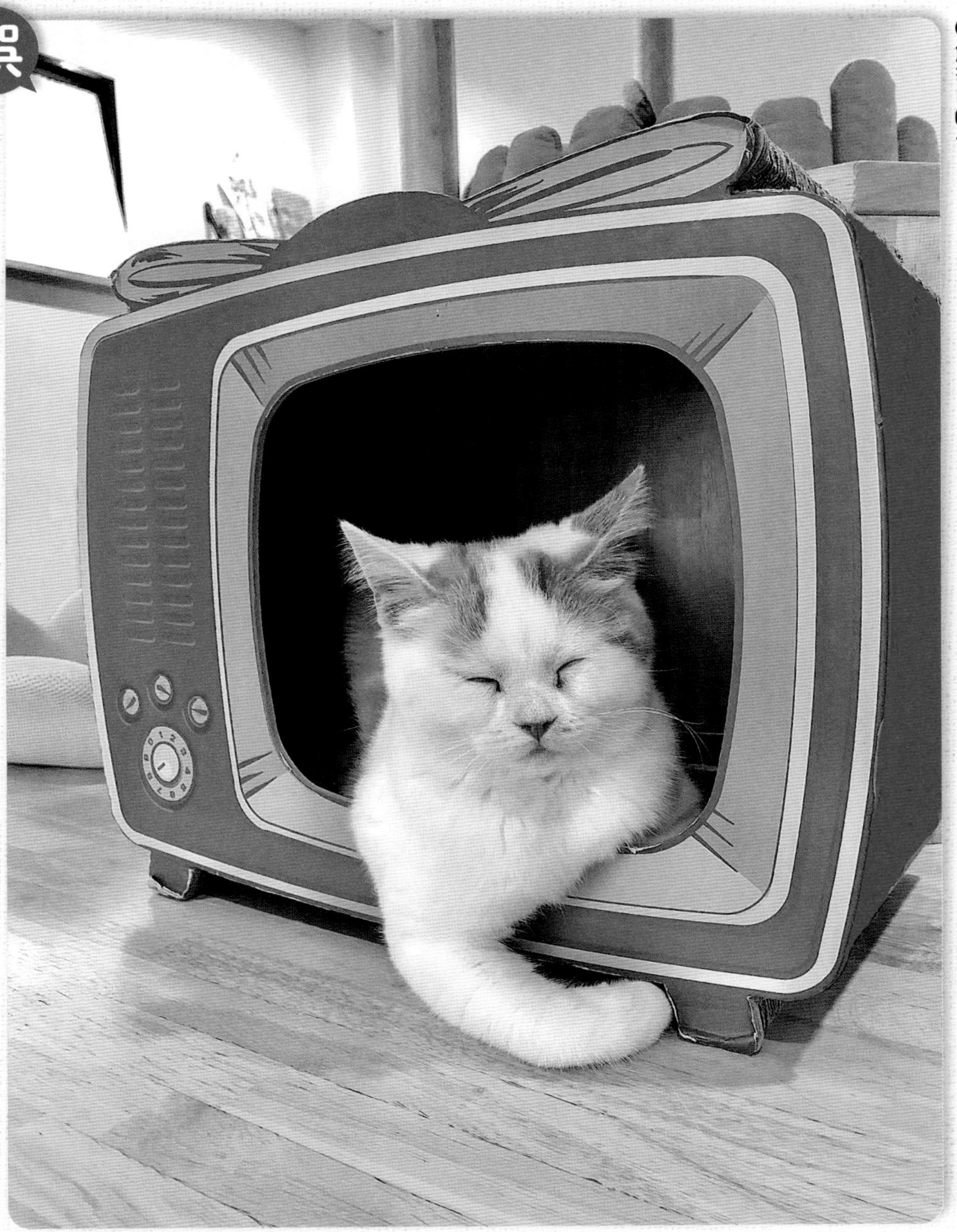

1分で見つけた数		個
全部見つけるまでの時間	分	秒

➡解答は66ページ

24 おねぼけねこ

1分で見つけた数		個
全部見つけるまでの時間	分	秒

正

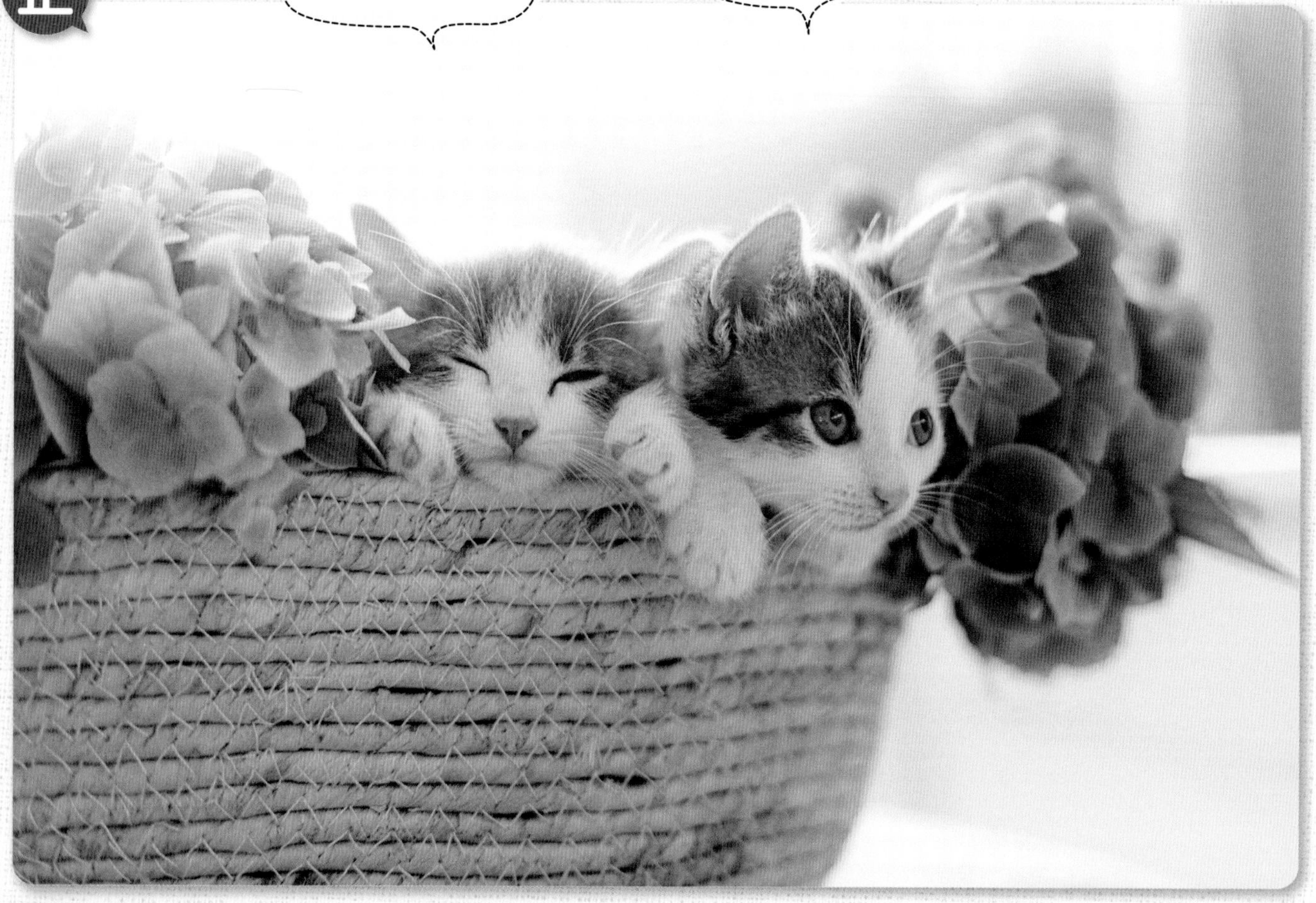
ねむねむにゃ～
ねぇ起きて。ご主人がおやつ作ってるにゃ

誤 まちがいは5つ。1分で探してにゃ。

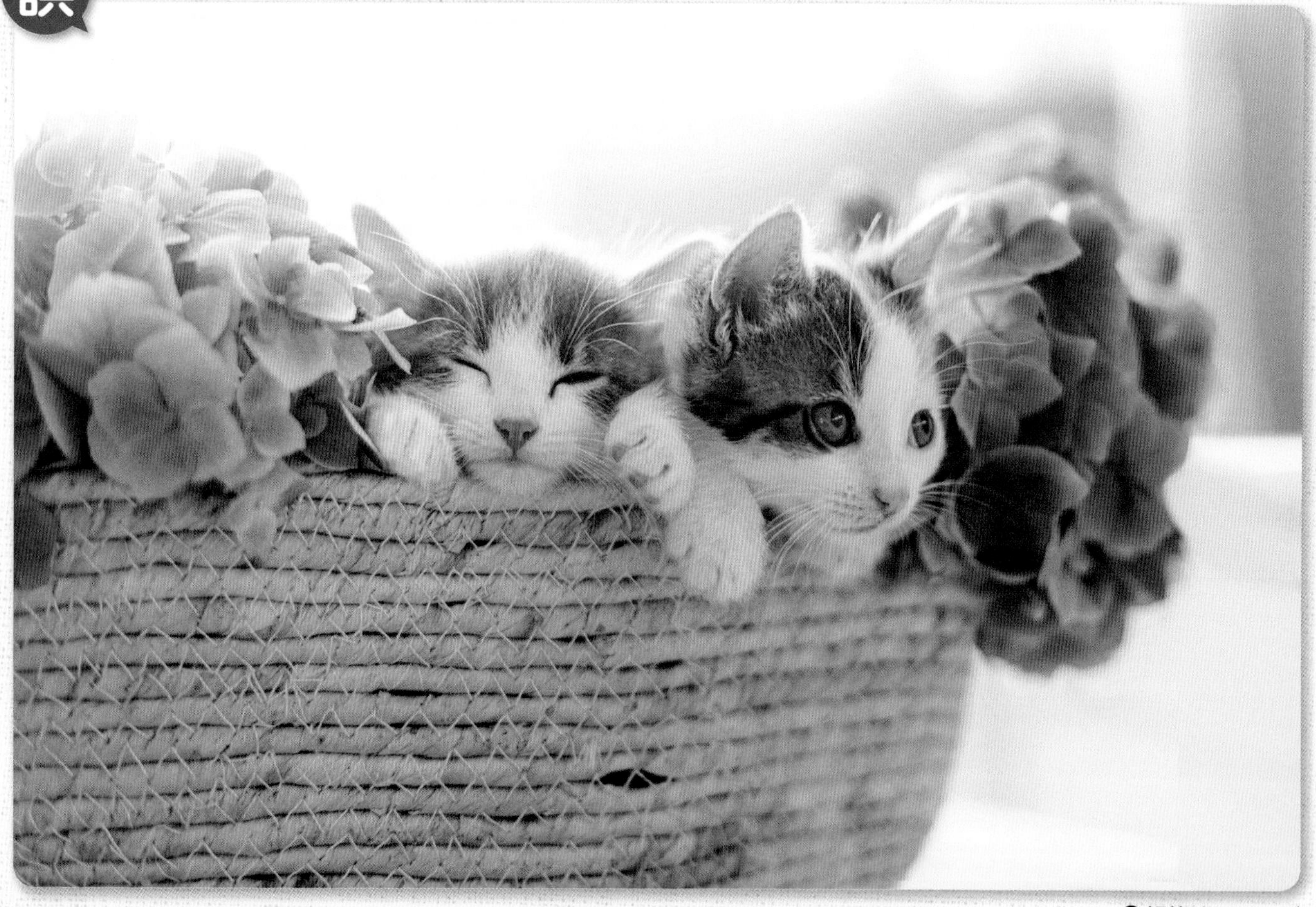

➡解答は67ページ

25 重役出勤ねこ

今日は15時出社さ

1分で見つけた数	個
全部見つけるまでの時間	分　秒

正

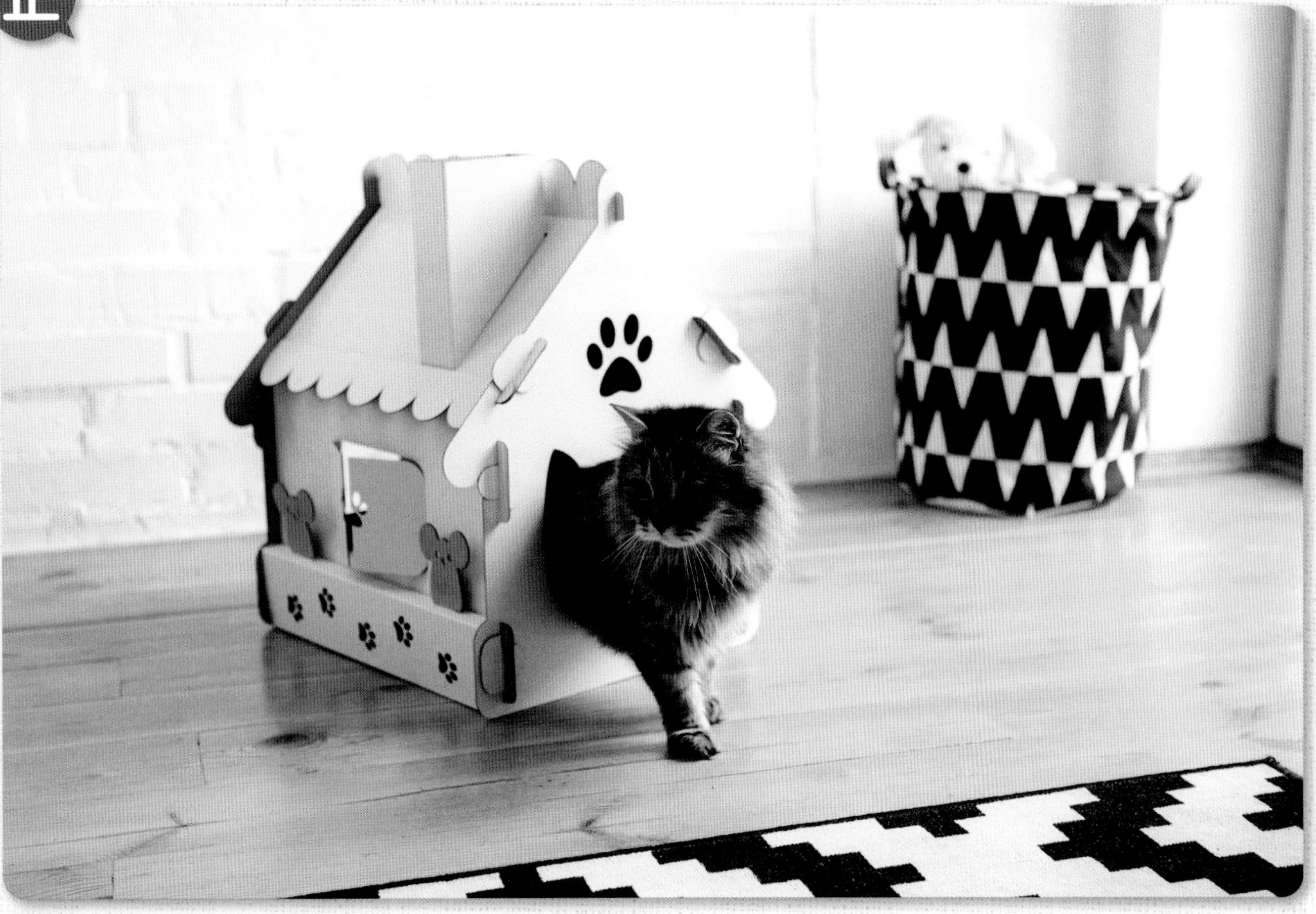

誤

まちがいは5つ。1分で探してにゃ。

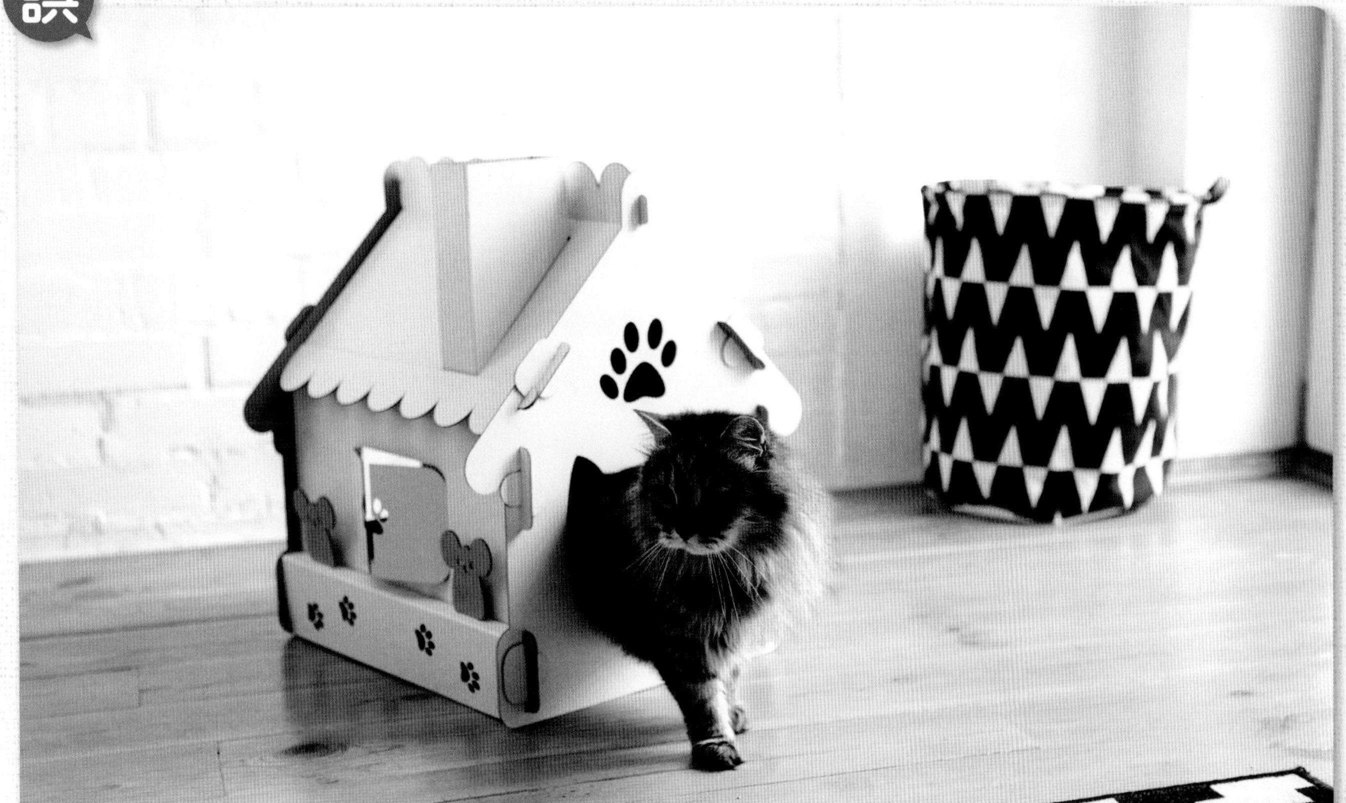

➡解答は67ページ

26 ダラダラねこ

なんもしたにゃい

1分で見つけた数	個
全部見つけるまでの時間	分　秒

正

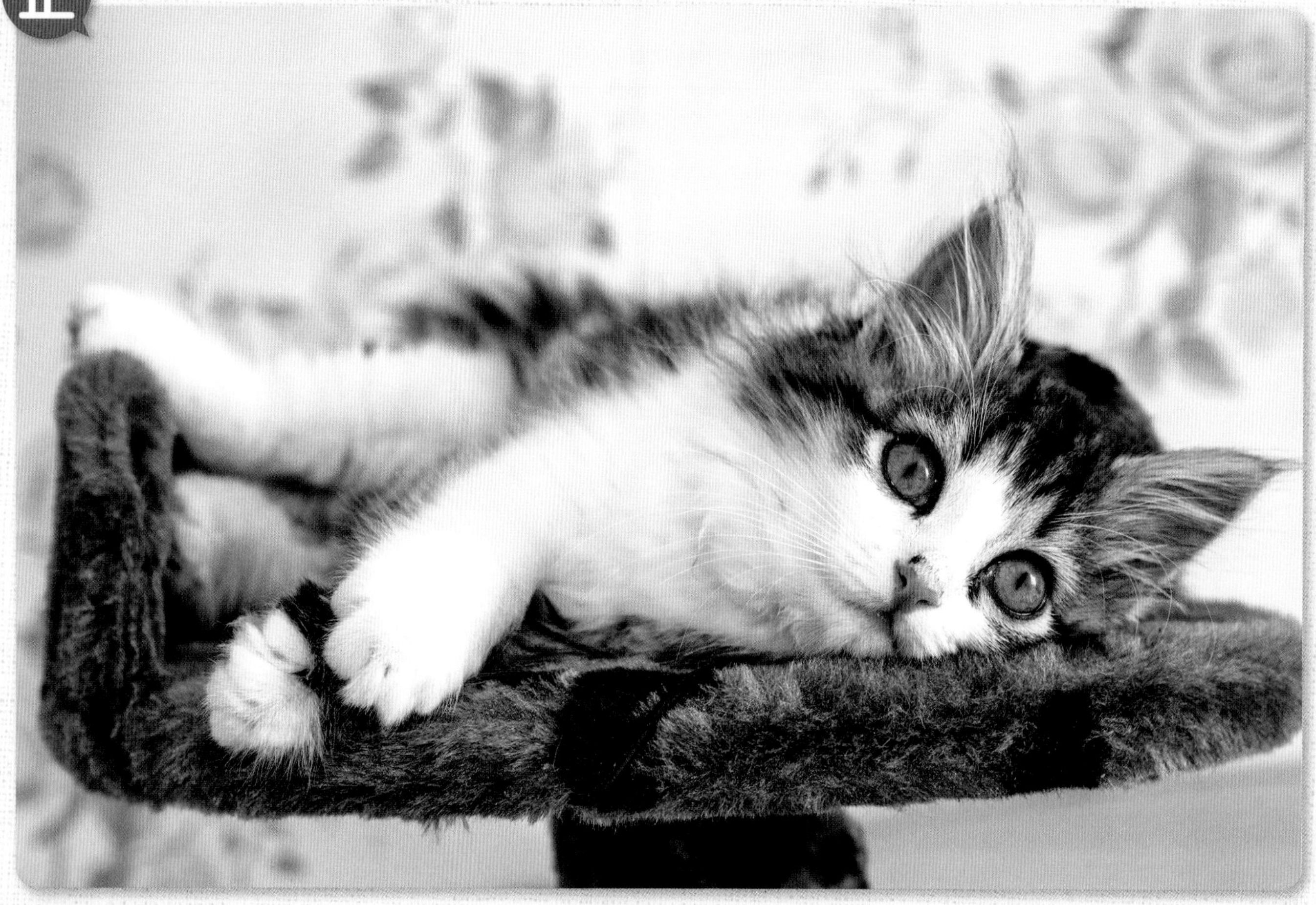

誤　まちがいは5つ。1分で探してにゃ。

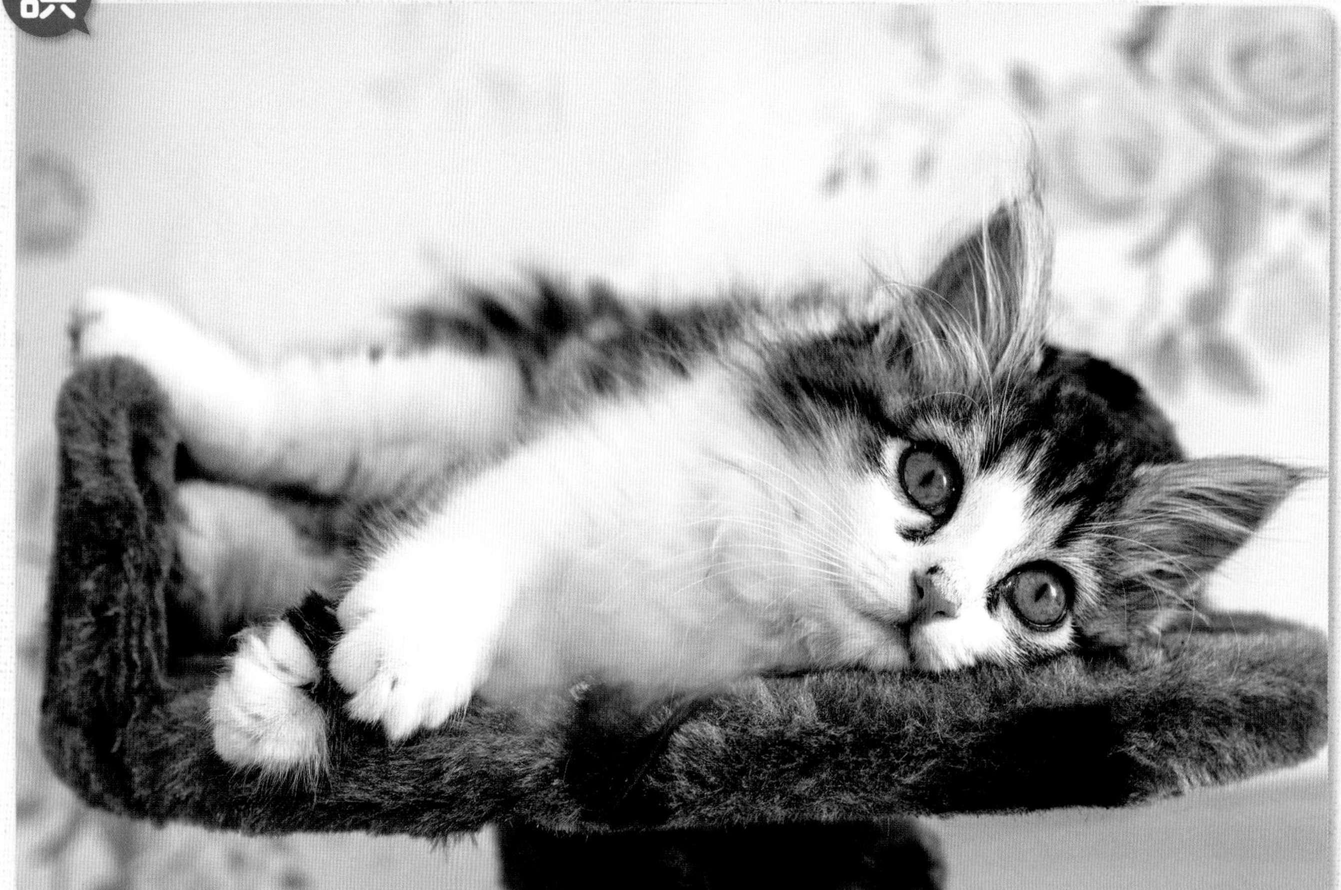

➡解答は67ページ

27 残念ねこ

俺の写真が
な――い!!

1分で見つけた数	個
全部見つけるまでの時間	分 秒

正

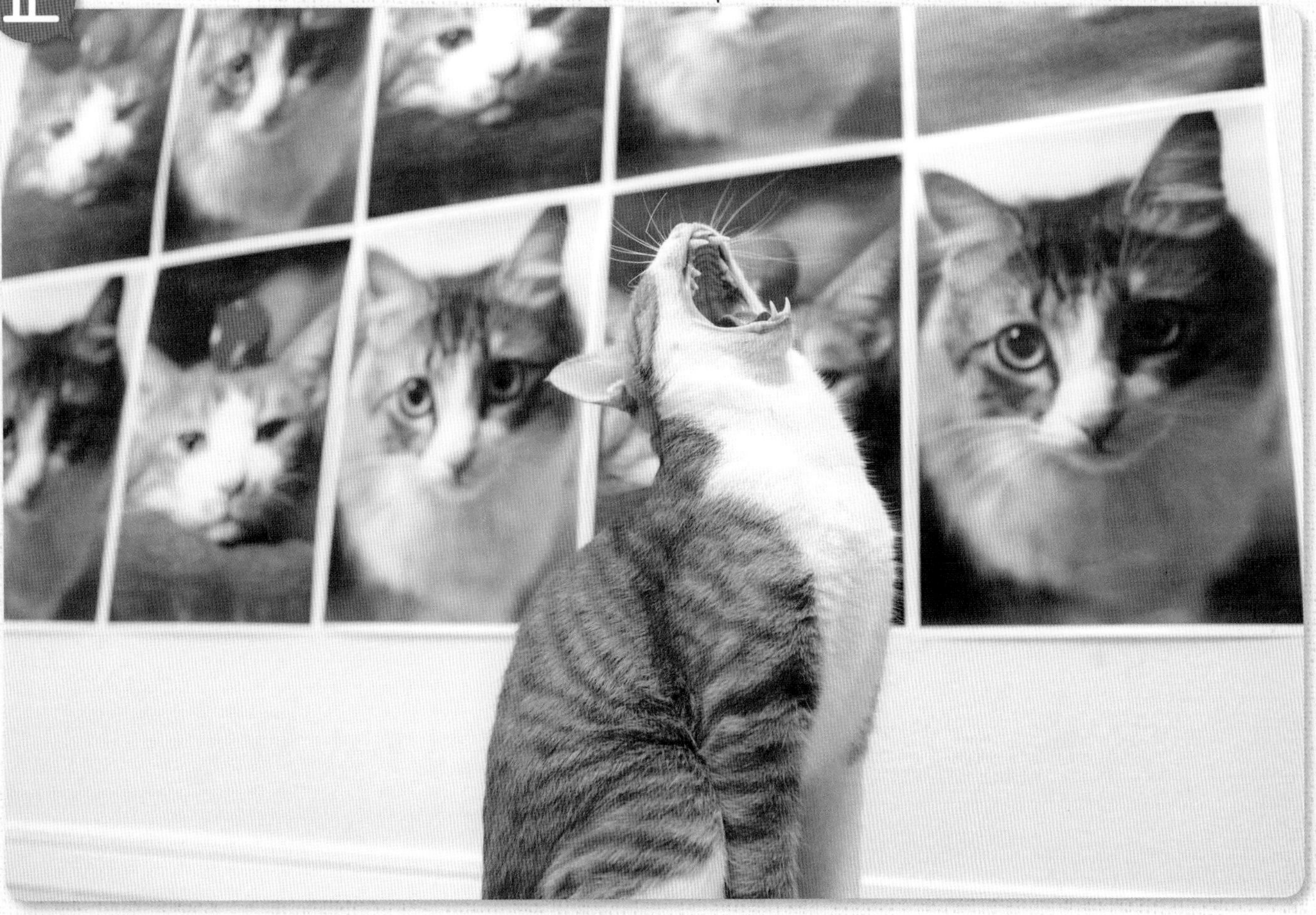

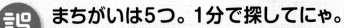

誤 まちがいは5つ。1分で探してにゃ。

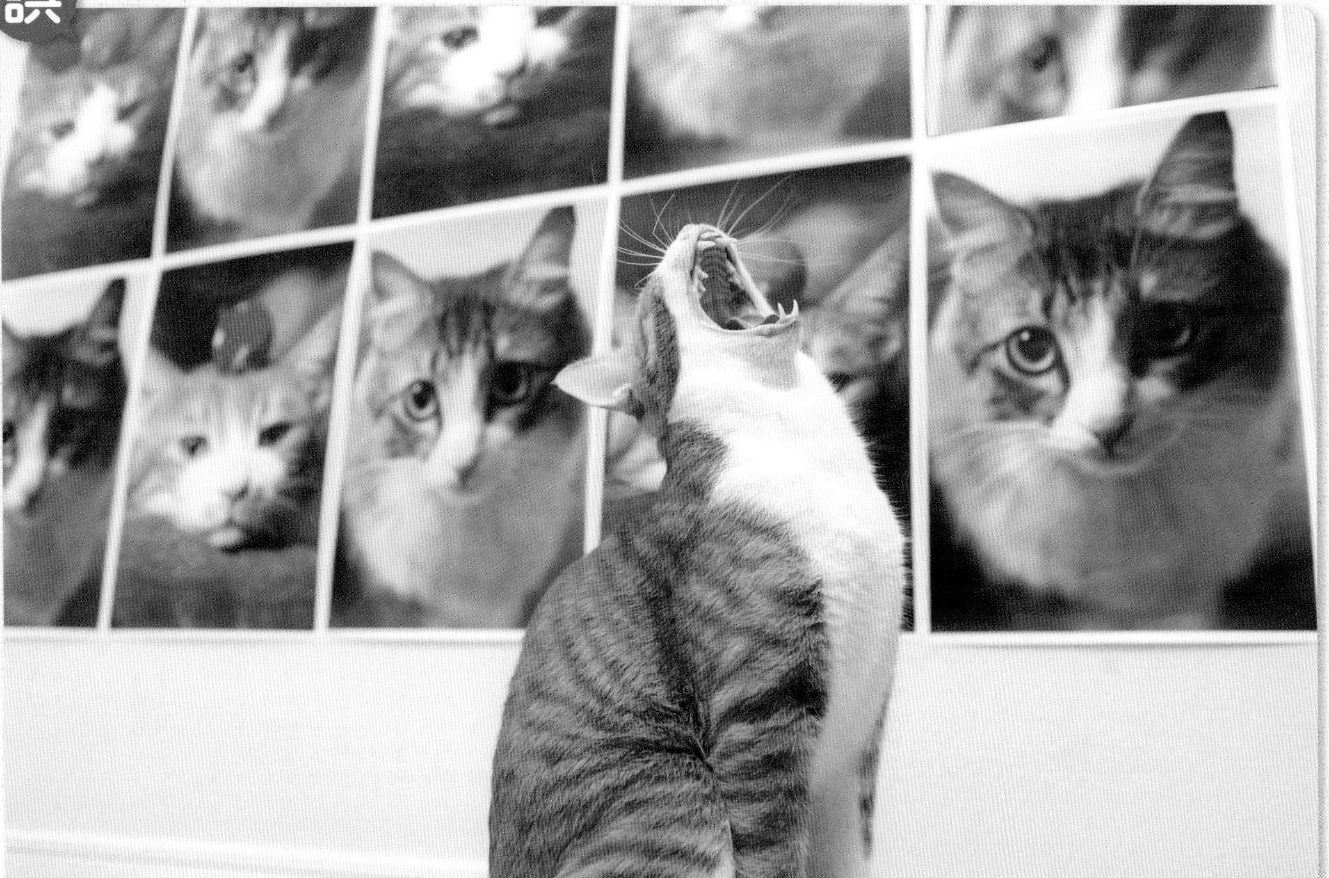

➡解答は67ページ

28 箱入りにゃんこ

まいどー
ねこの宅配便でーす！

1分で見つけた数	個
全部見つけるまでの時間	分　秒

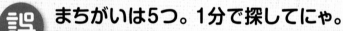

正

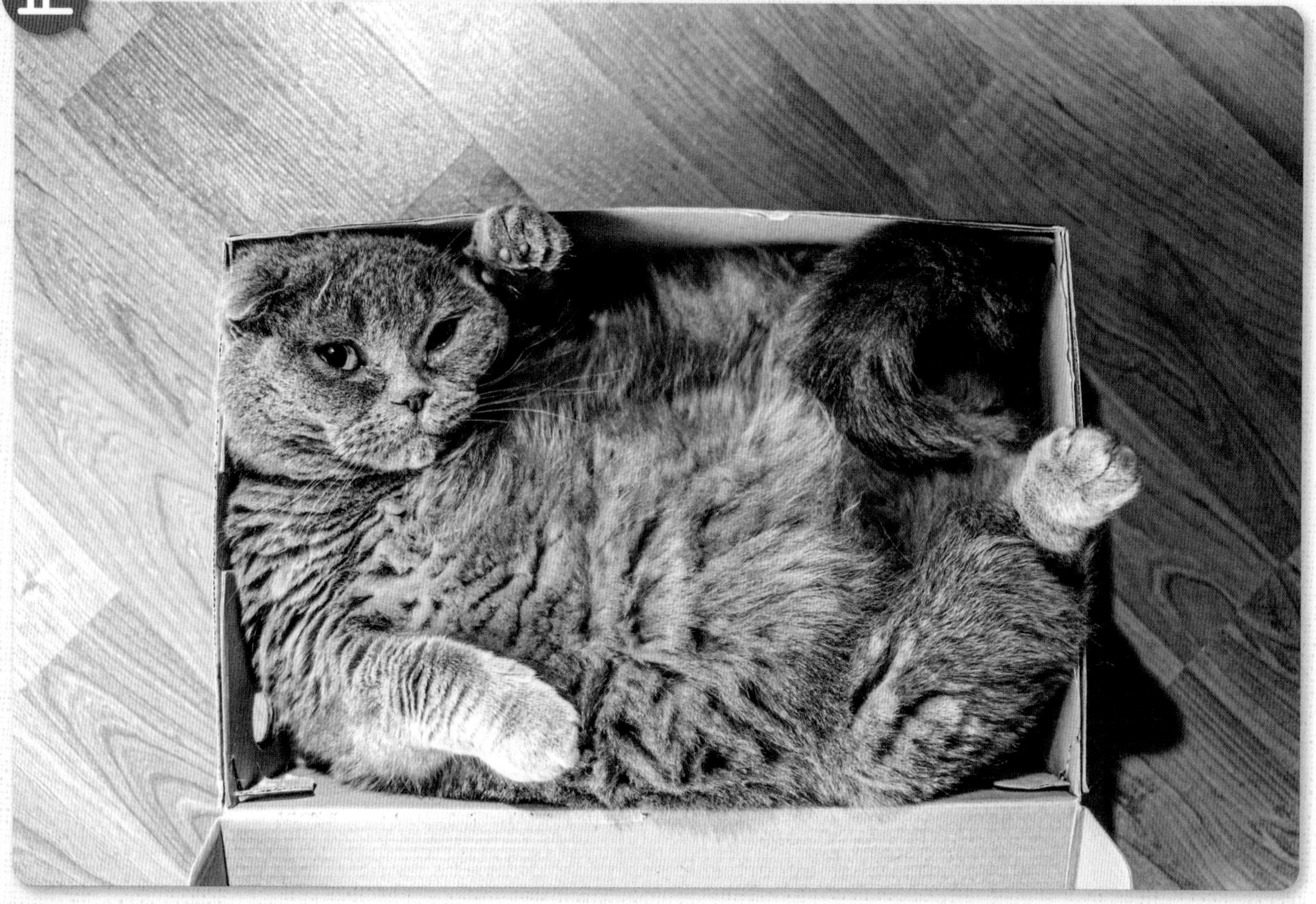

誤　まちがいは5つ。1分で探してにゃ。

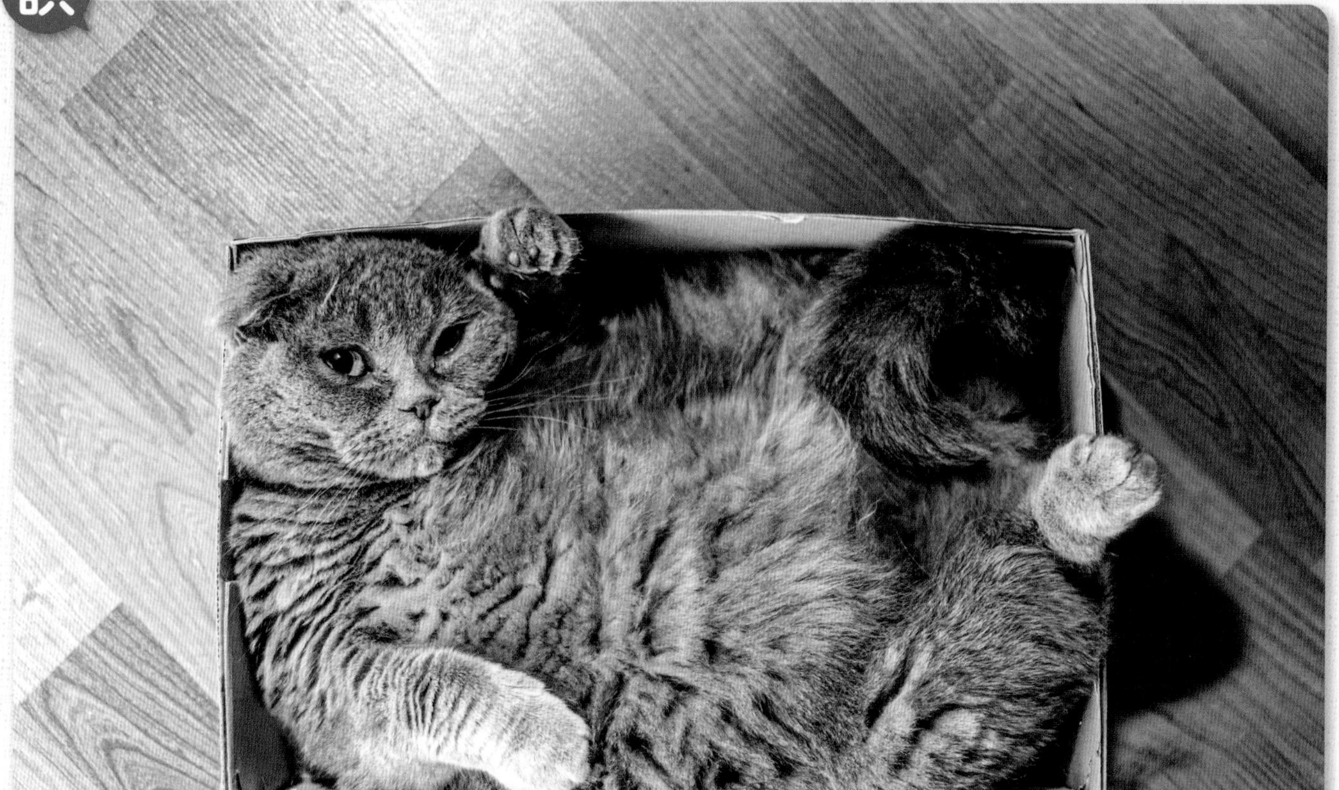

➡解答は67ページ

29 静止ねこ

今、
だるまさんがころんだ中
なのにゃ

1分で見つけた数	個
全部見つけるまでの時間	分　秒

正

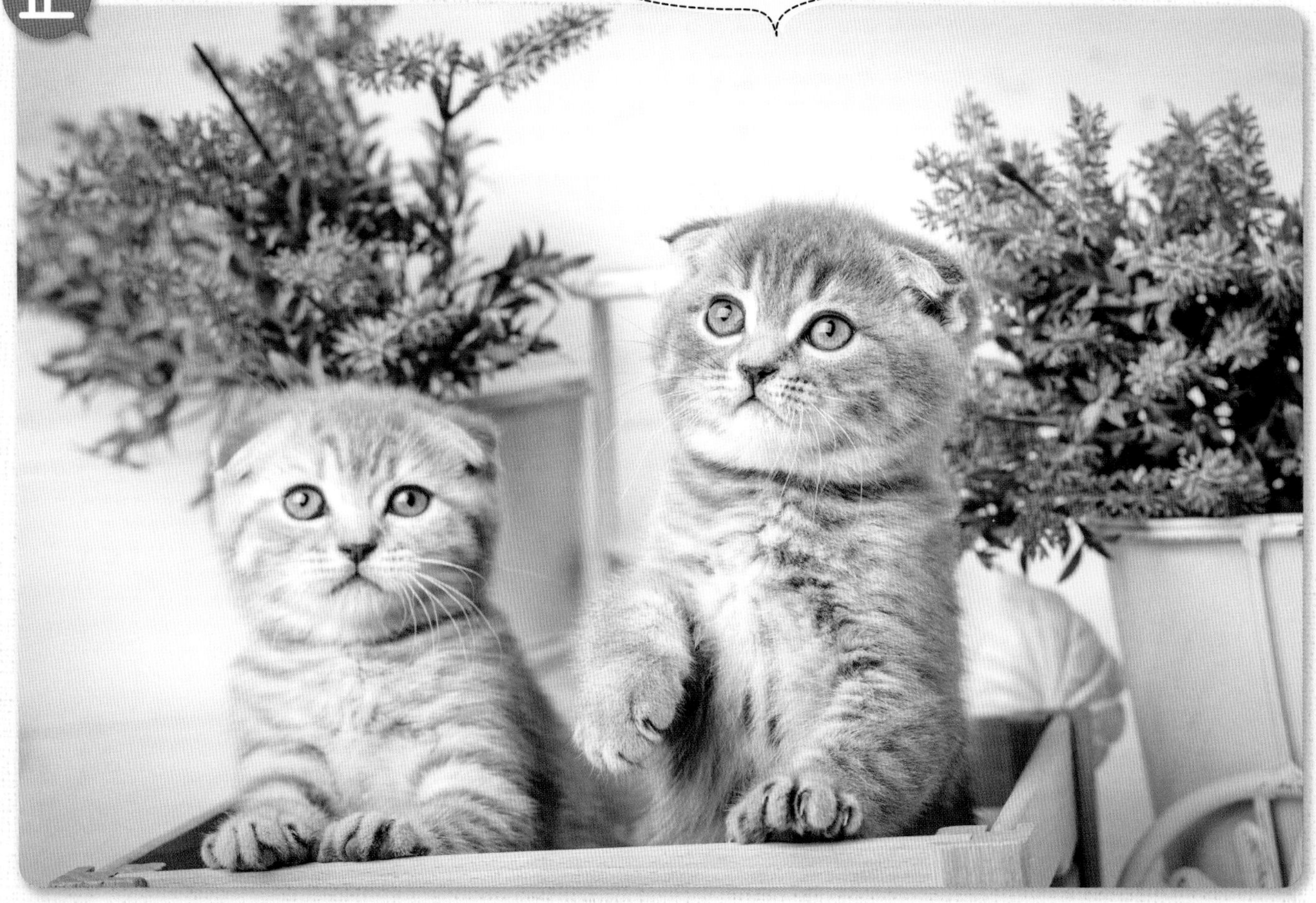

誤　**まちがいは5つ。1分で探してにゃ。**

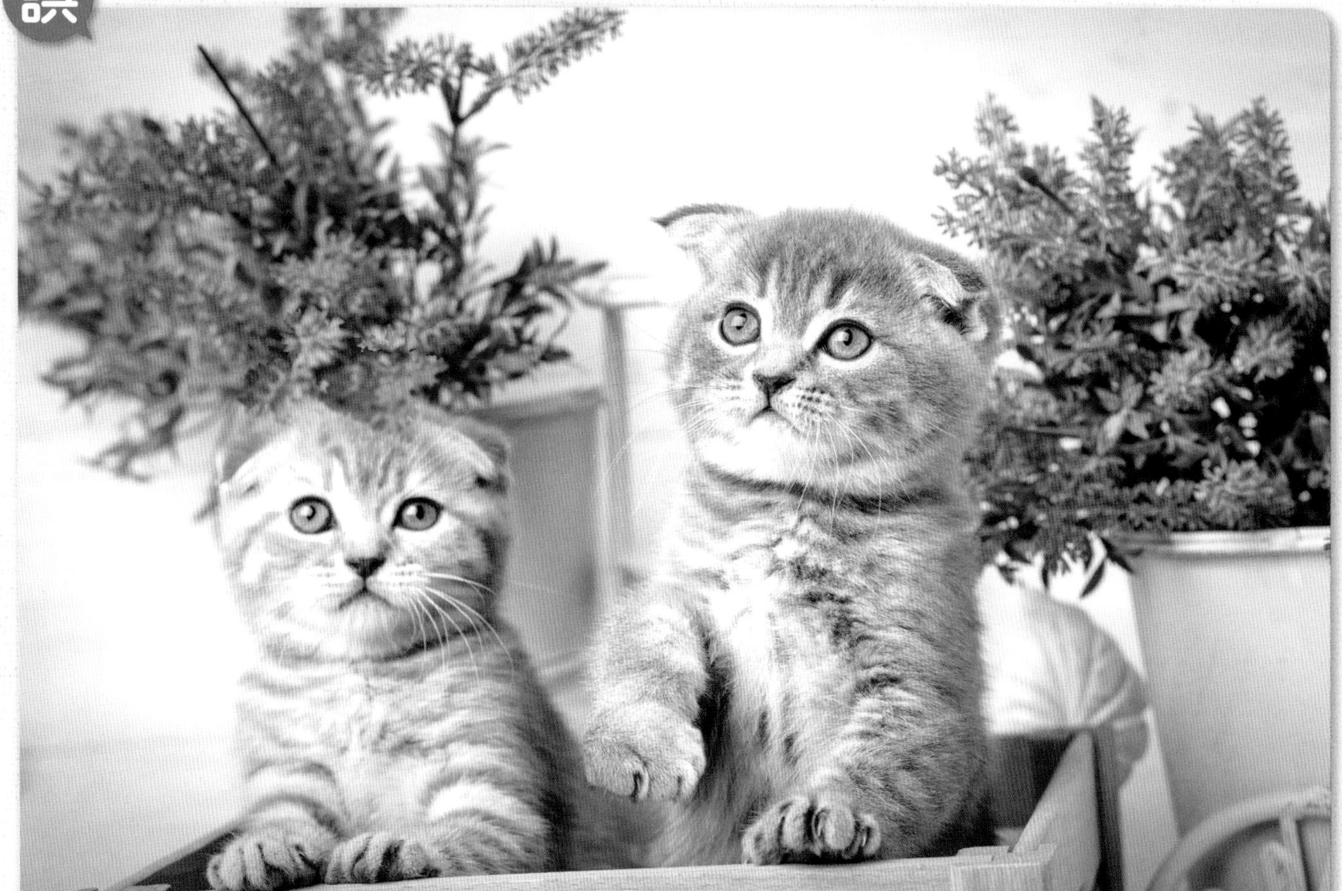

➡解答は67ページ

30 幸せの極みねこ

人間もみんにゃ
こうやって
過ごすといいぞ

1分で見つけた数	個
全部見つけるまでの時間	分　秒

正

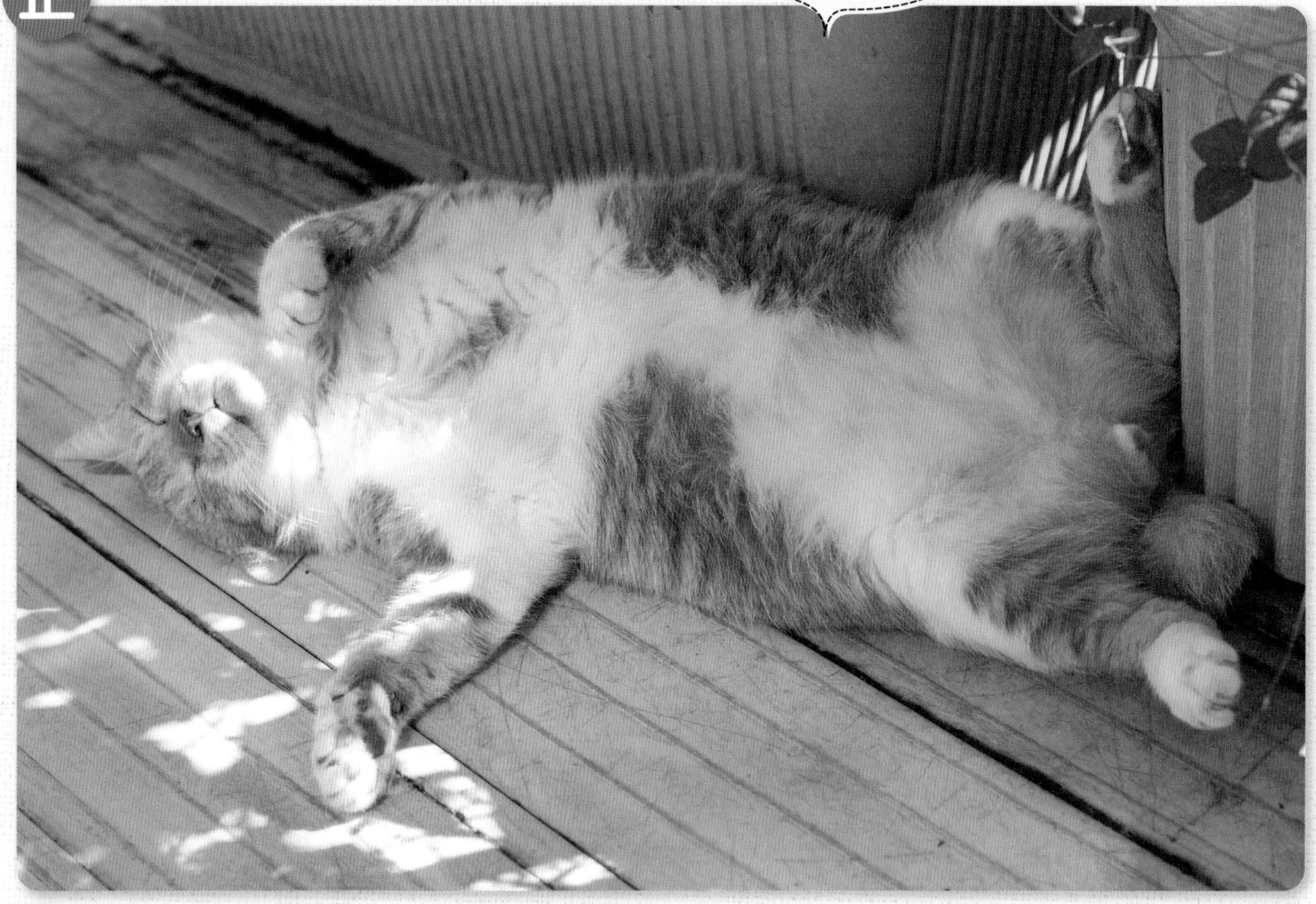

誤　まちがいは5つ。1分で探してにゃ。

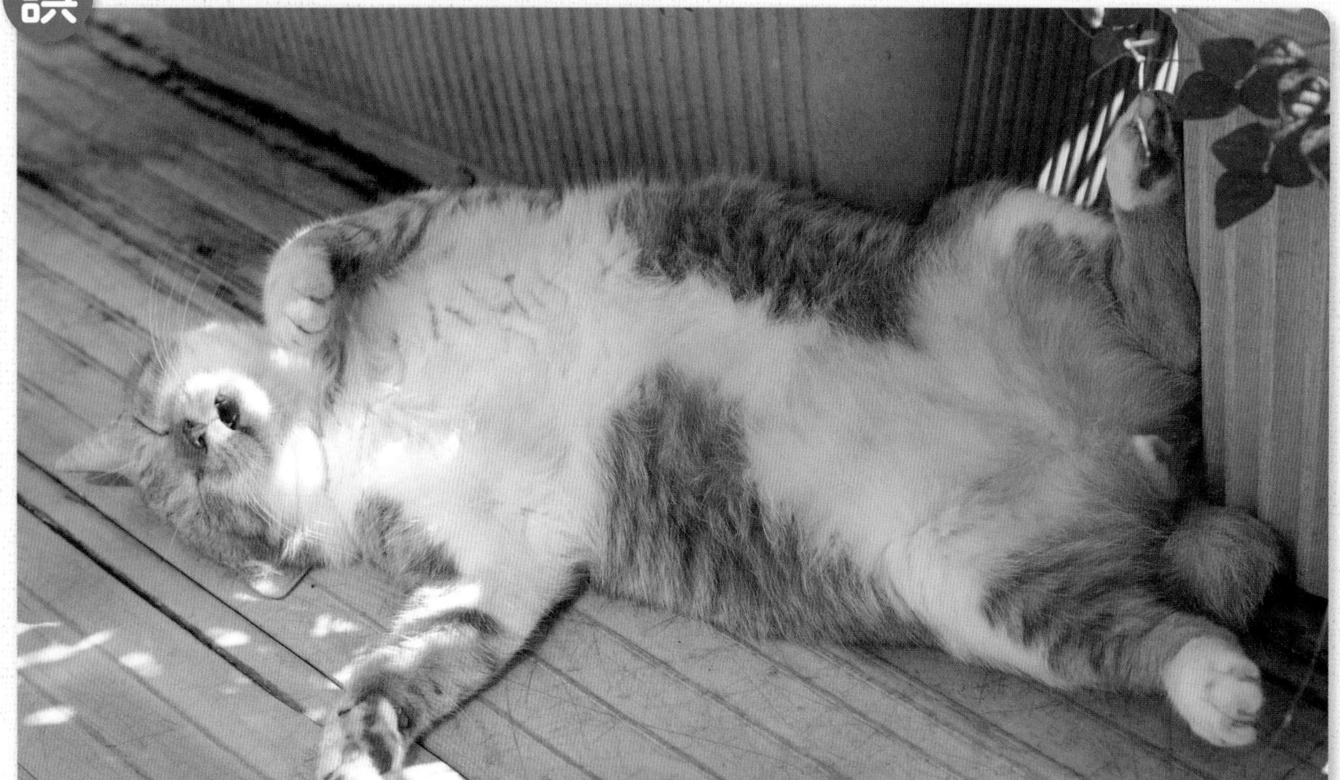

➡解答は67ページ

31 あきれねこ

こんなのが楽しいなんて
あなたも子供ね？

1分で見つけた数	個
全部見つけるまでの時間	分　秒

正

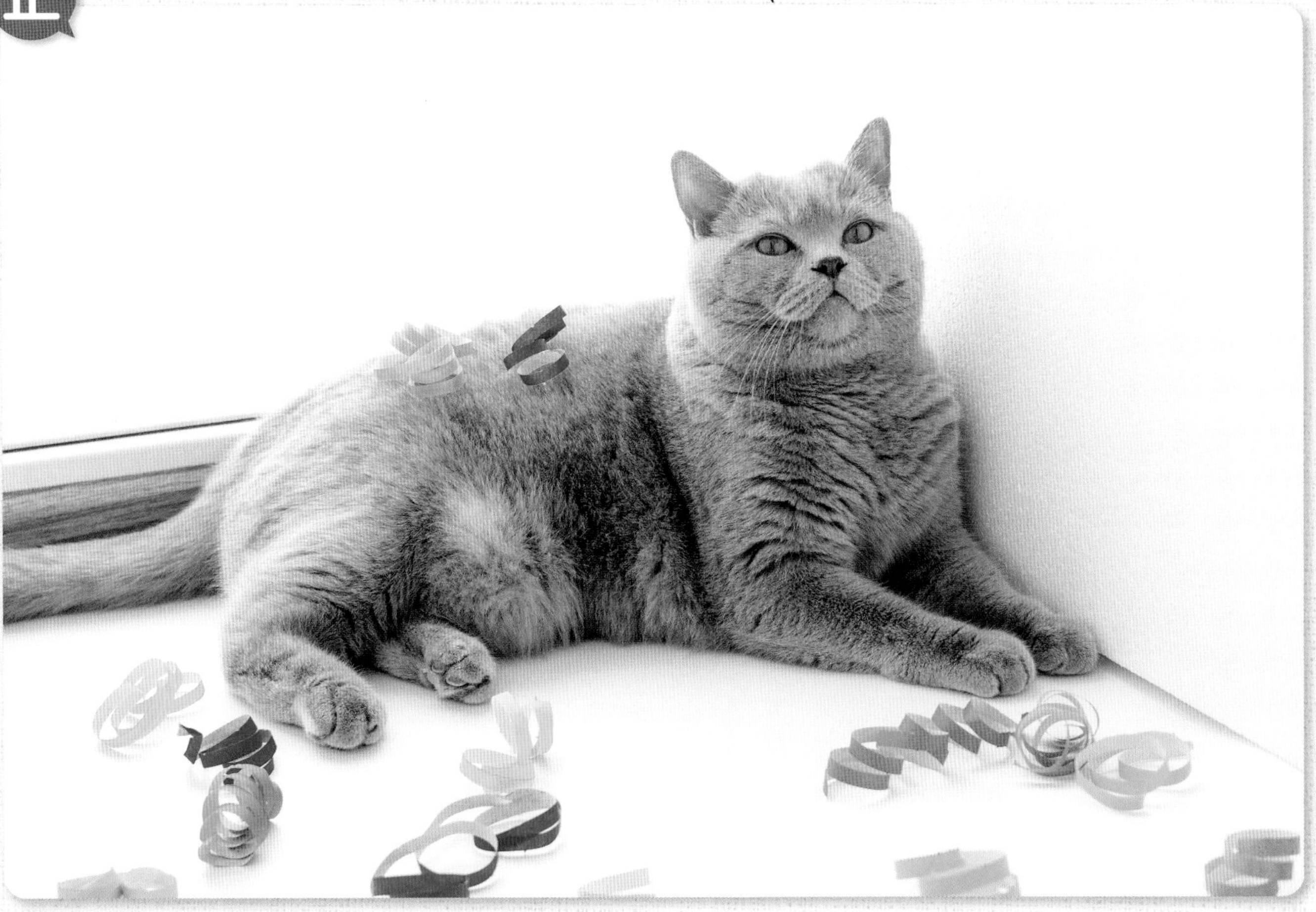

誤　まちがいは5つ。1分で探してにゃ。

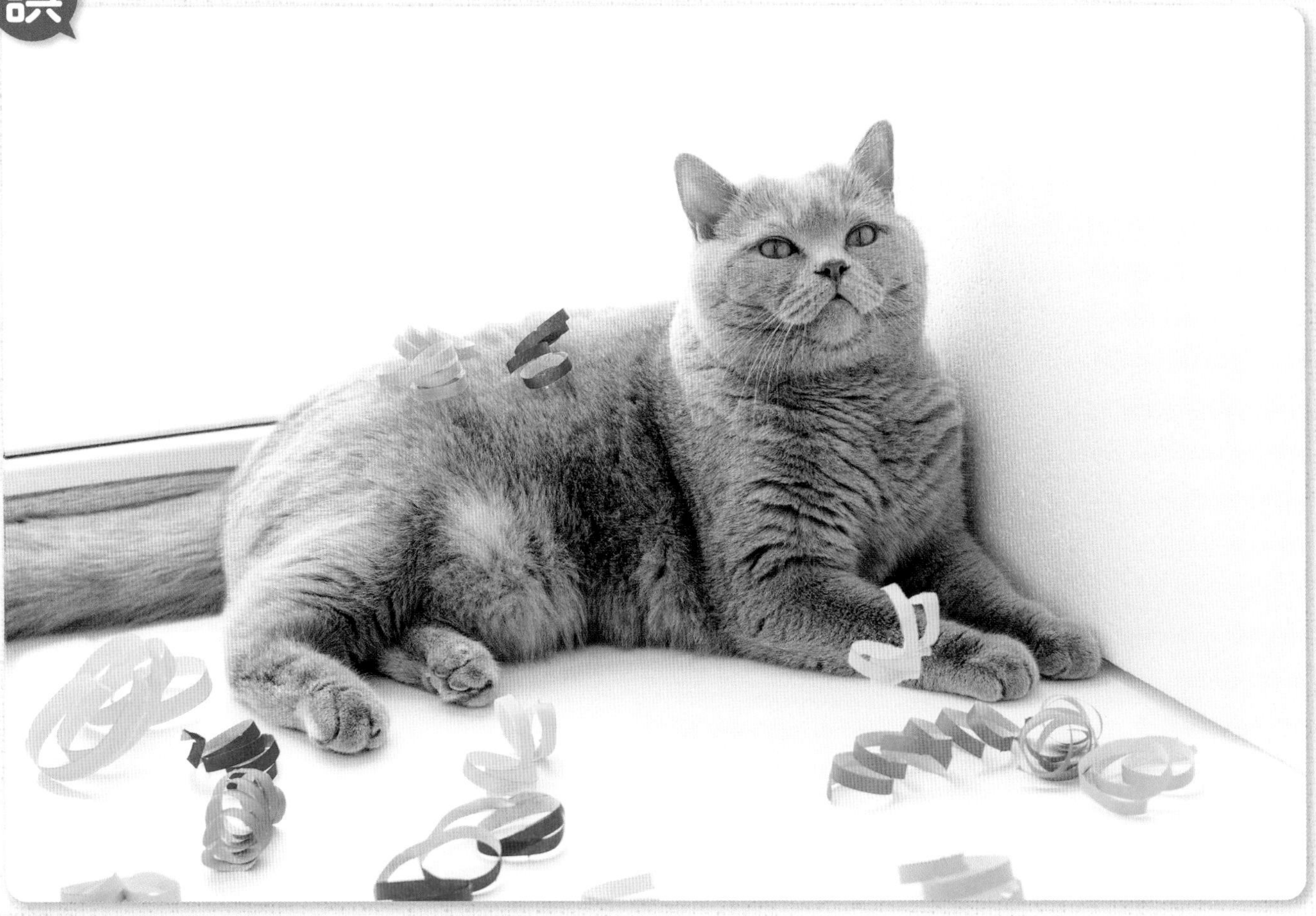

➲解答は67ページ

32 お疲れねこ

今日も自宅警備
がんばったにゃー

1分で見つけた数	個
全部見つけるまでの時間	分　秒

正

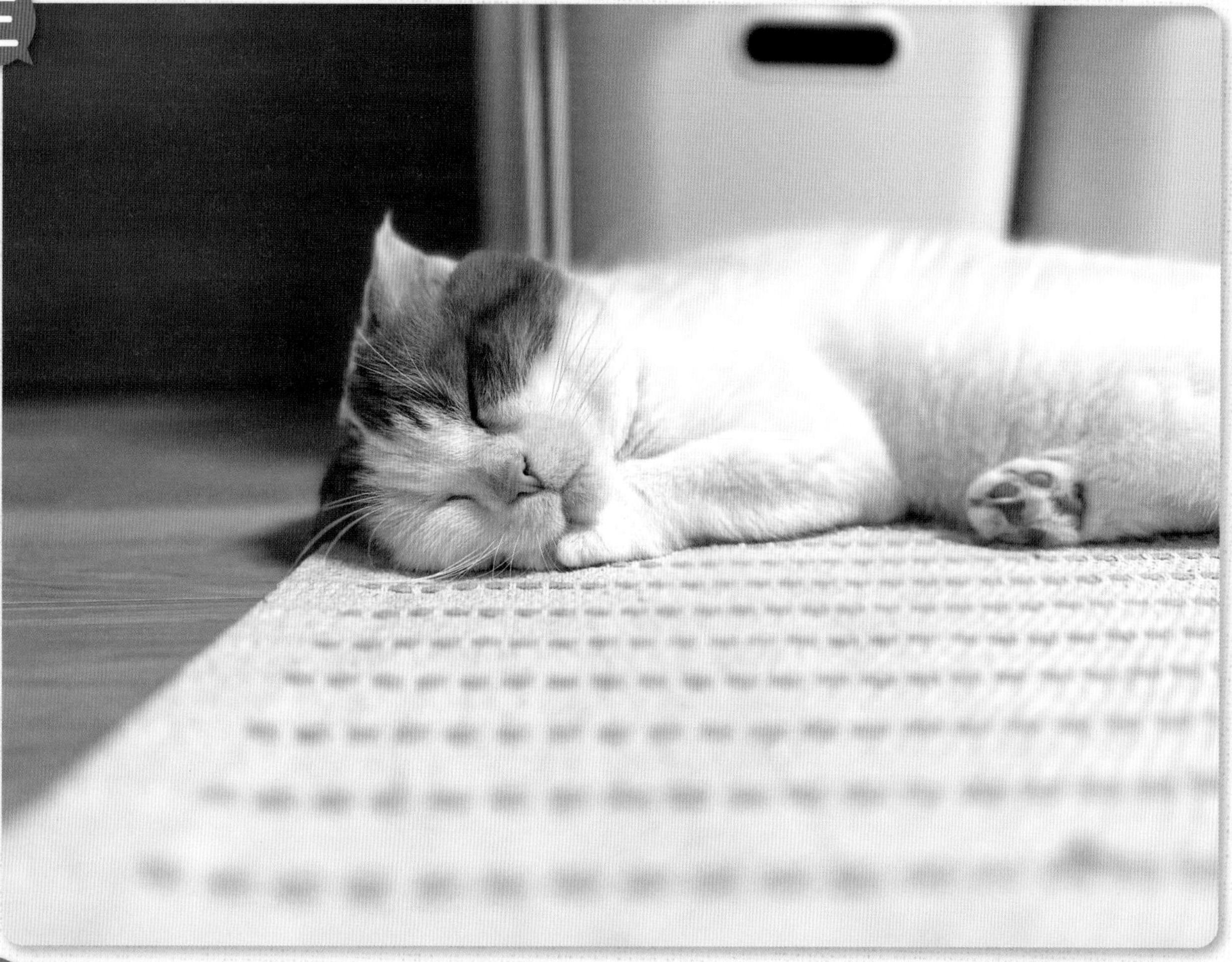

誤

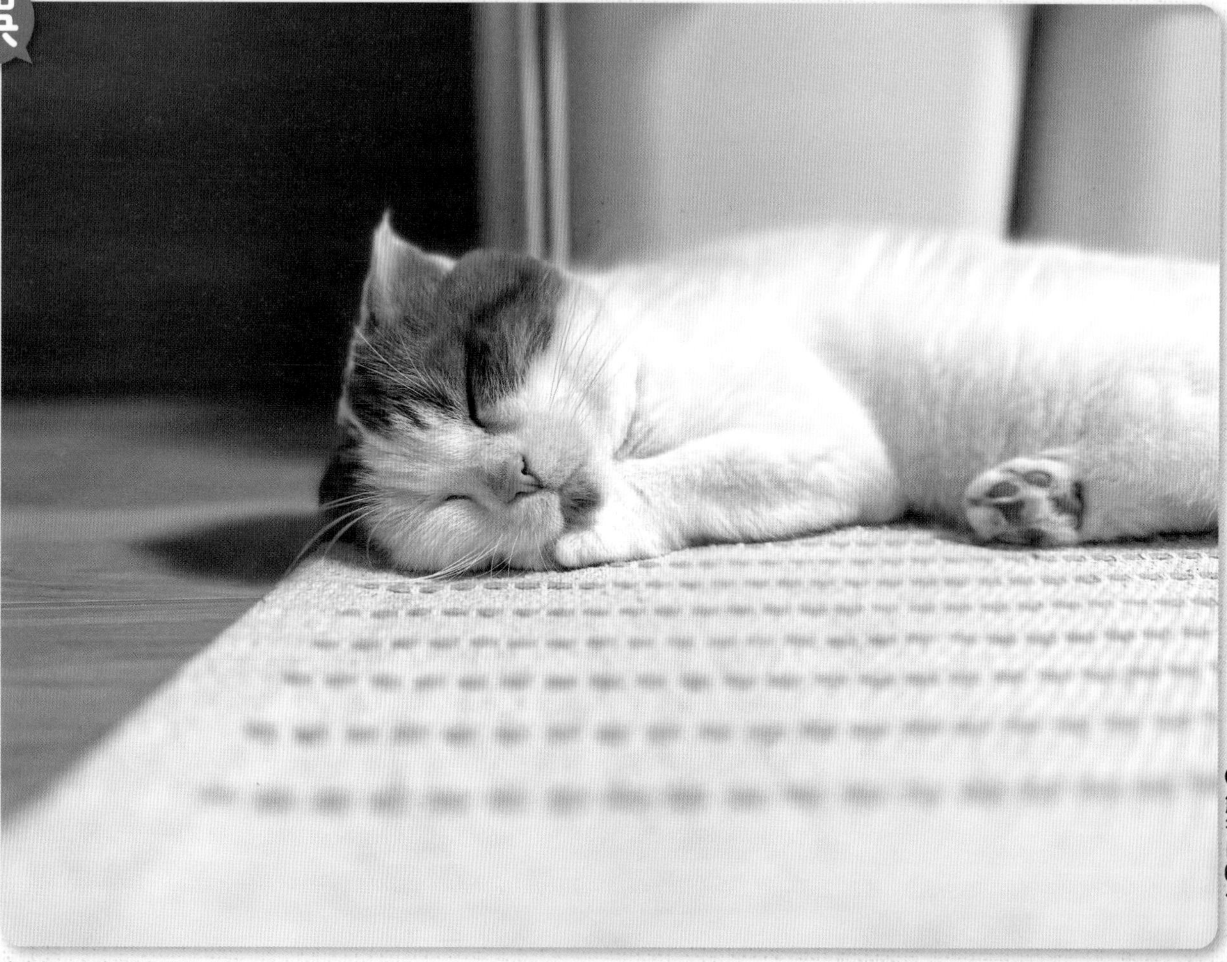

まちがいは5つ。1分で探してにゃ。

➡解答は68ページ

東京都／山路さんちのチーズちゃん

33 優雅ねこ

1分で見つけた数	個
全部見つけるまでの時間	分　秒

正

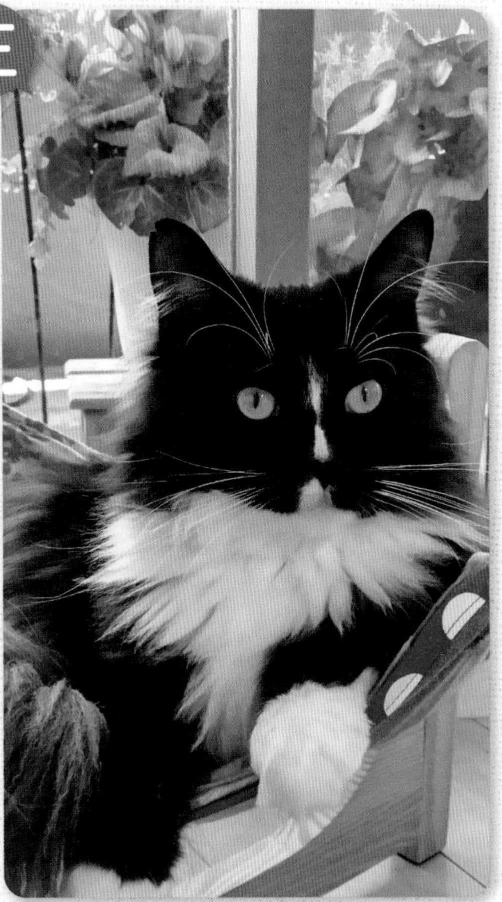

誤

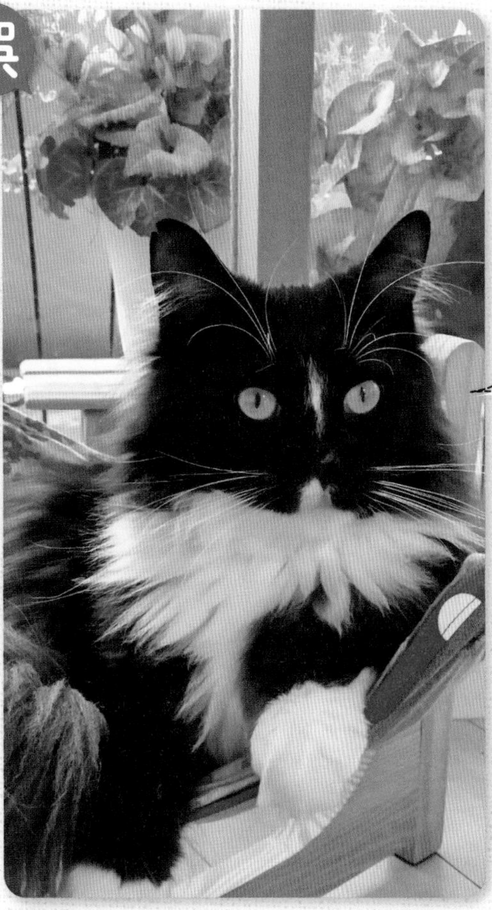

まちがいは5つ。1分で探してにゃ。

ここはね
風通しが
最高なのよ

➡解答は68ページ

兵庫県／田中佐枝さんちのショコラちゃん

34 ニコイチねこ

右カーブ。
次は左カーブ
行きま〜す

1分で見つけた数	個
全部見つけるまでの時間	分　秒

➡解答は68ページ

正

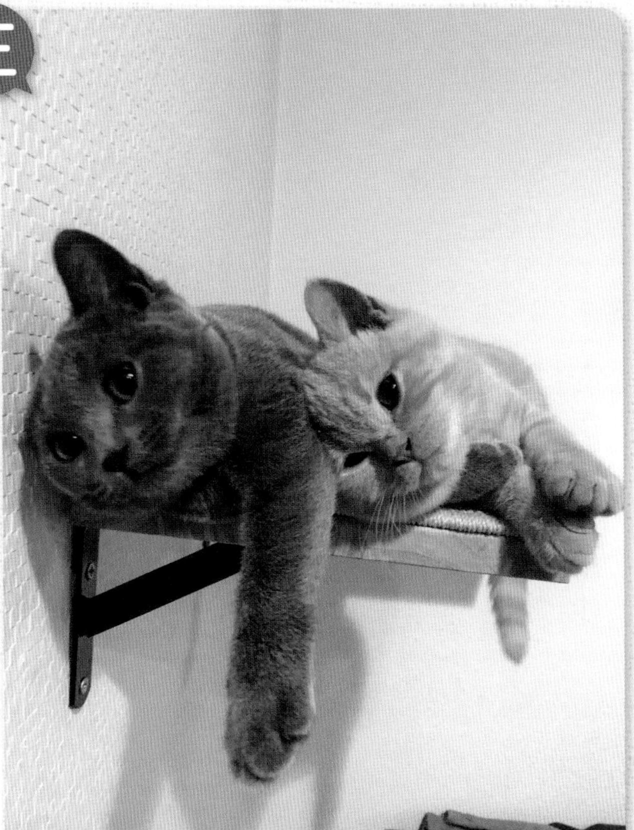

誤

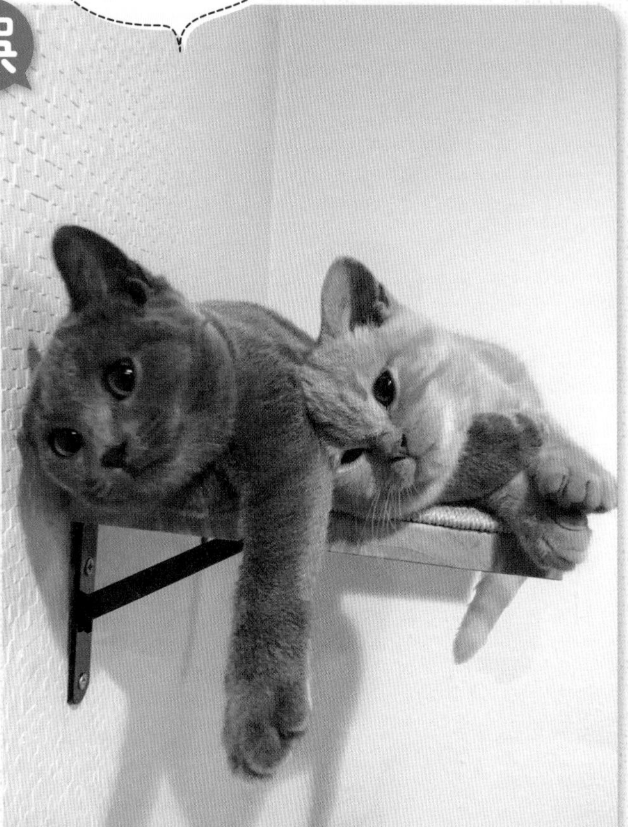

まちがいは5つ。1分で探してにゃ。

千葉県／黒澤和子さんちのみかんちゃん（左）とこむぎちゃん（右）

35 気まずいねこ

1分で見つけた数		個
全部見つけるまでの時間	分	秒

……………………。

正

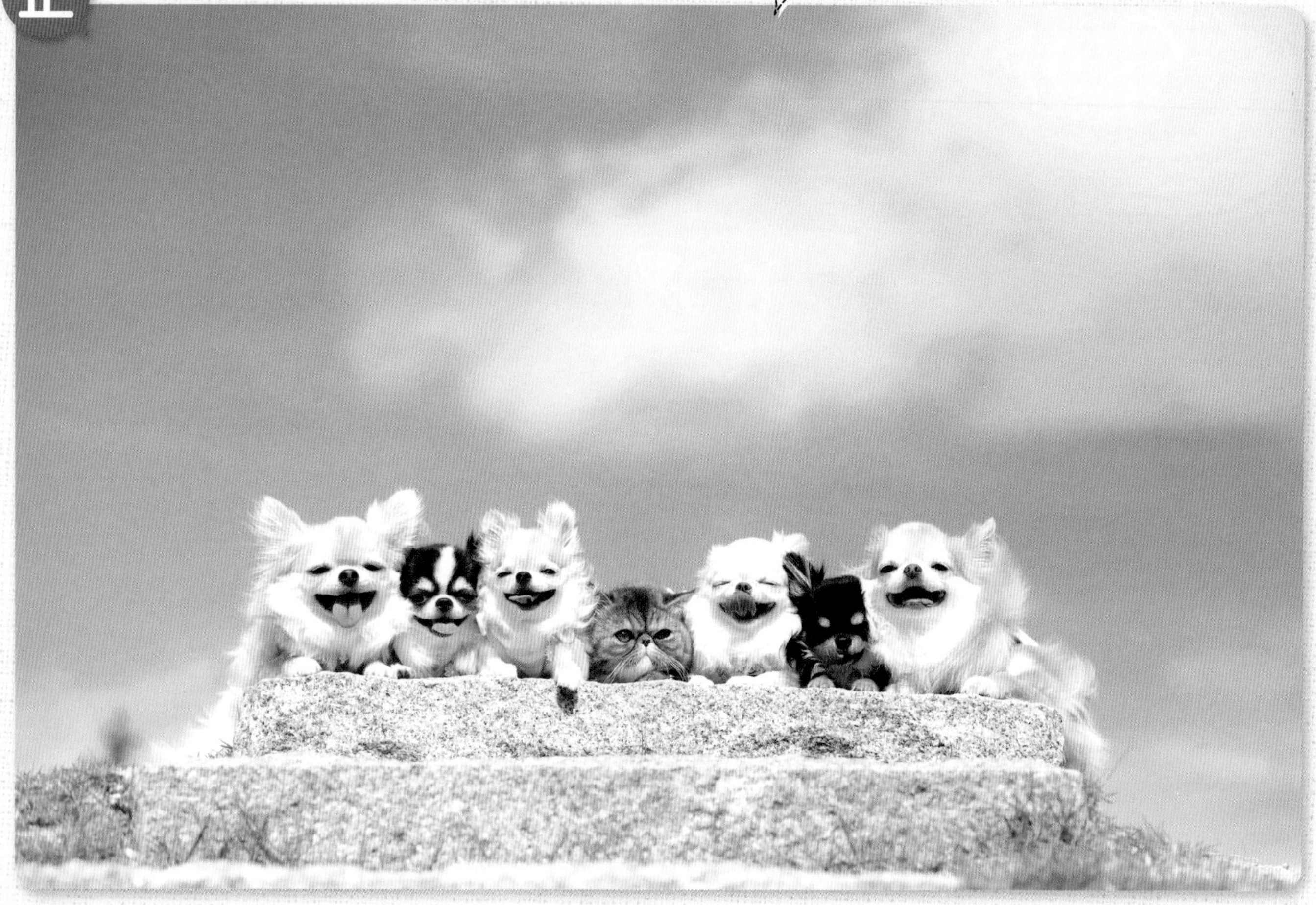

誤　まちがいは5つ。1分で探してにゃ。

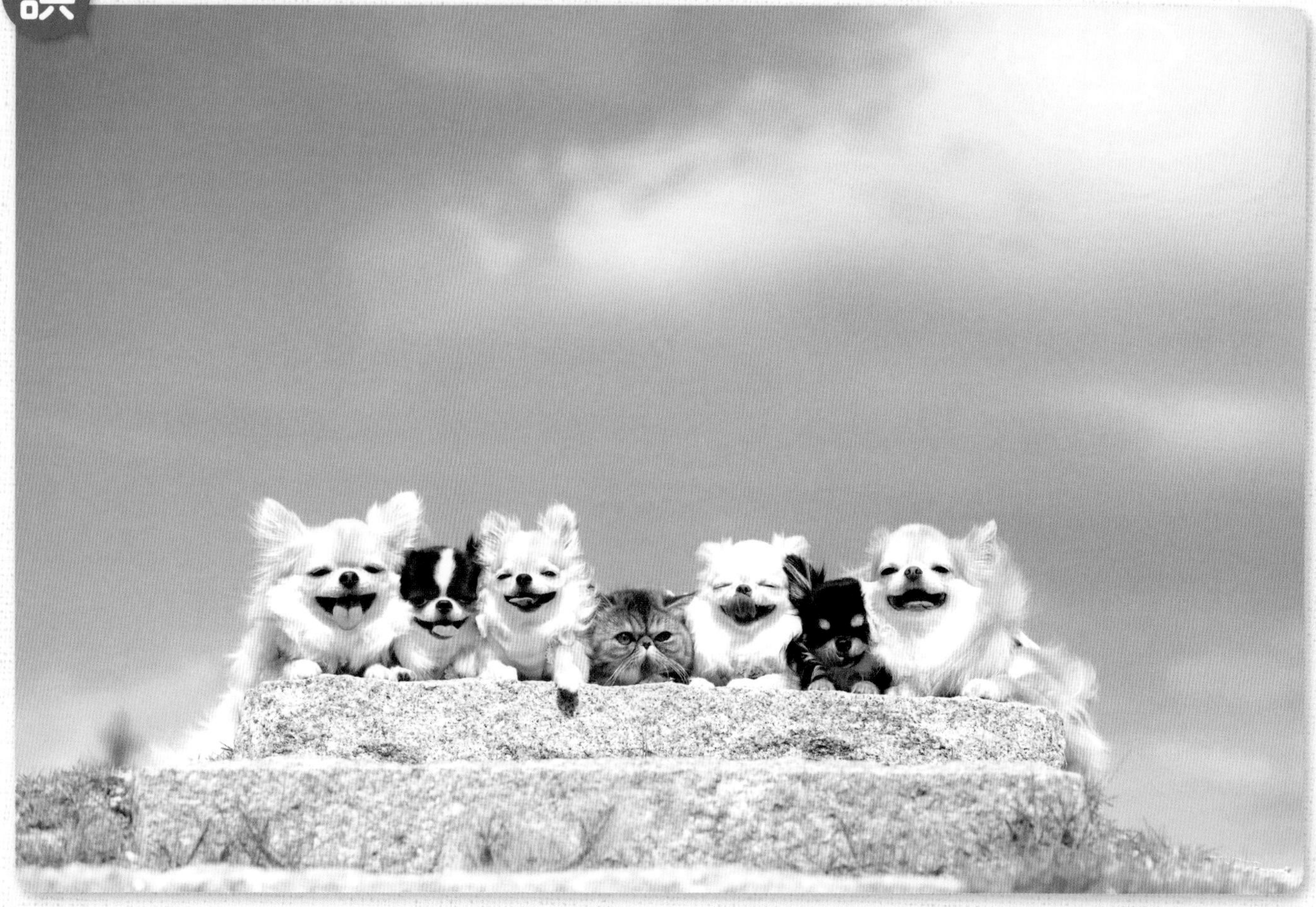

➡解答は68ページ

36 手のひらサイズねこ

あぁ〜
フィット
するぅ〜〜

1分で見つけた数	個
全部見つけるまでの時間	分　秒

正

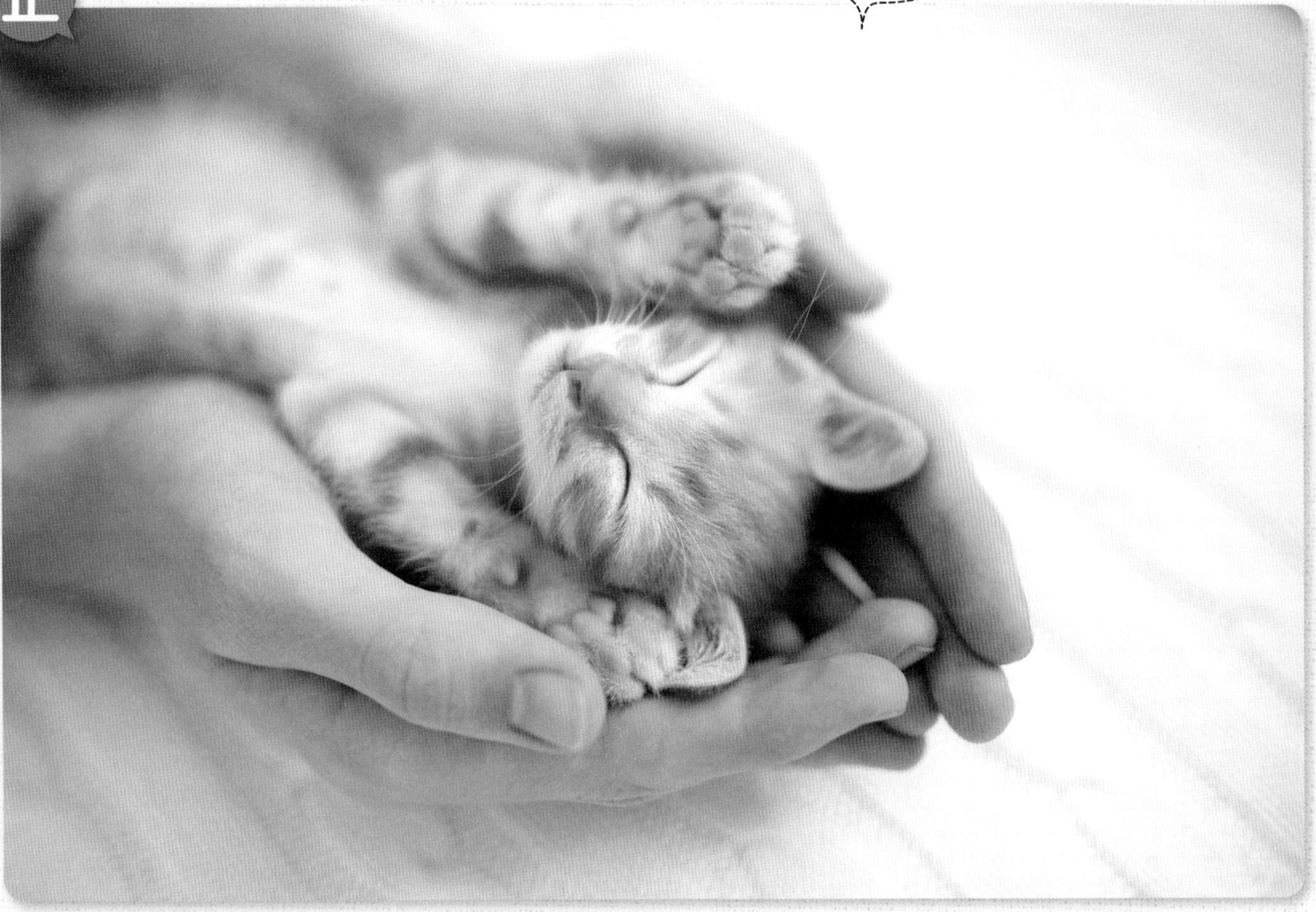

誤

まちがいは5つ。1分で探してにゃ。

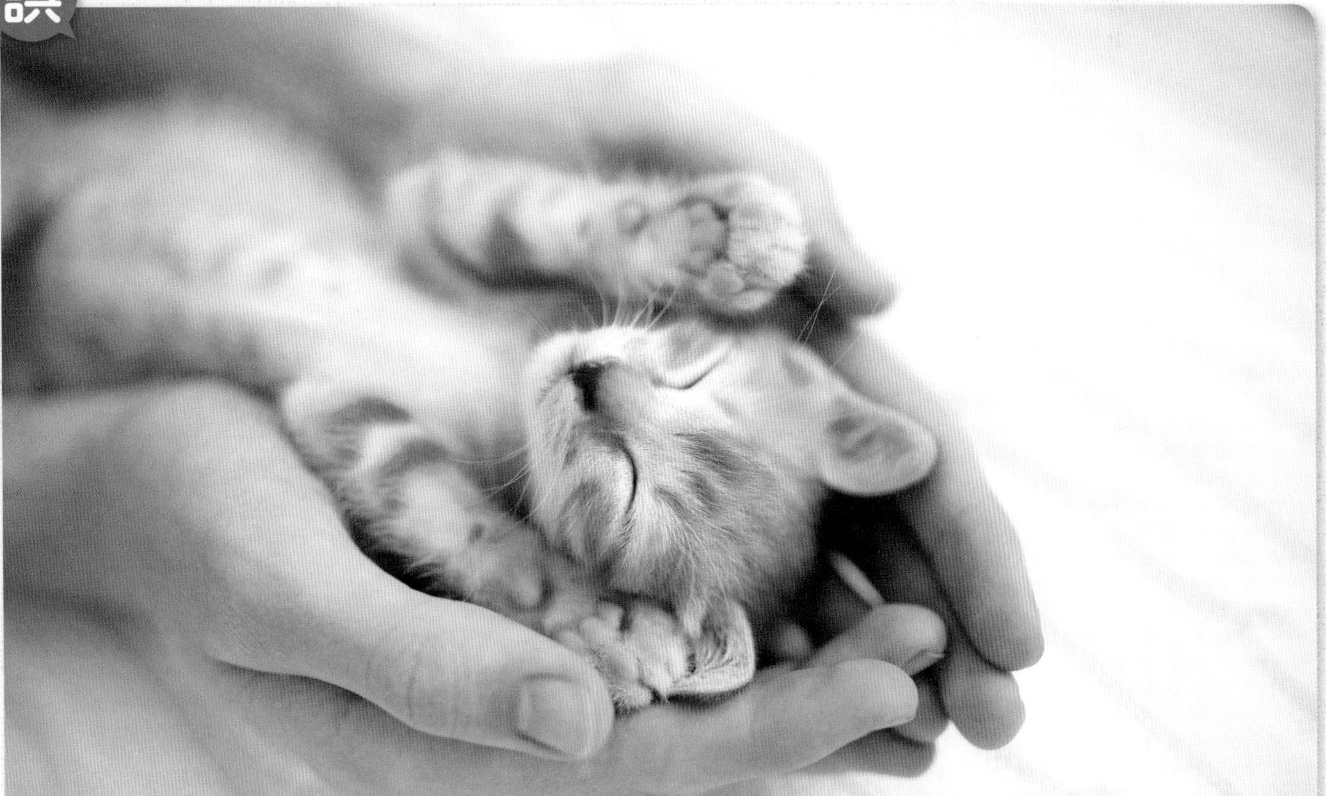

➡解答は68ページ

37 見守りねこ

よぉ。やっと目が覚めたか。
ずいぶんうなされてたぜ

1分で見つけた数	個
全部見つけるまでの時間	分　秒

正

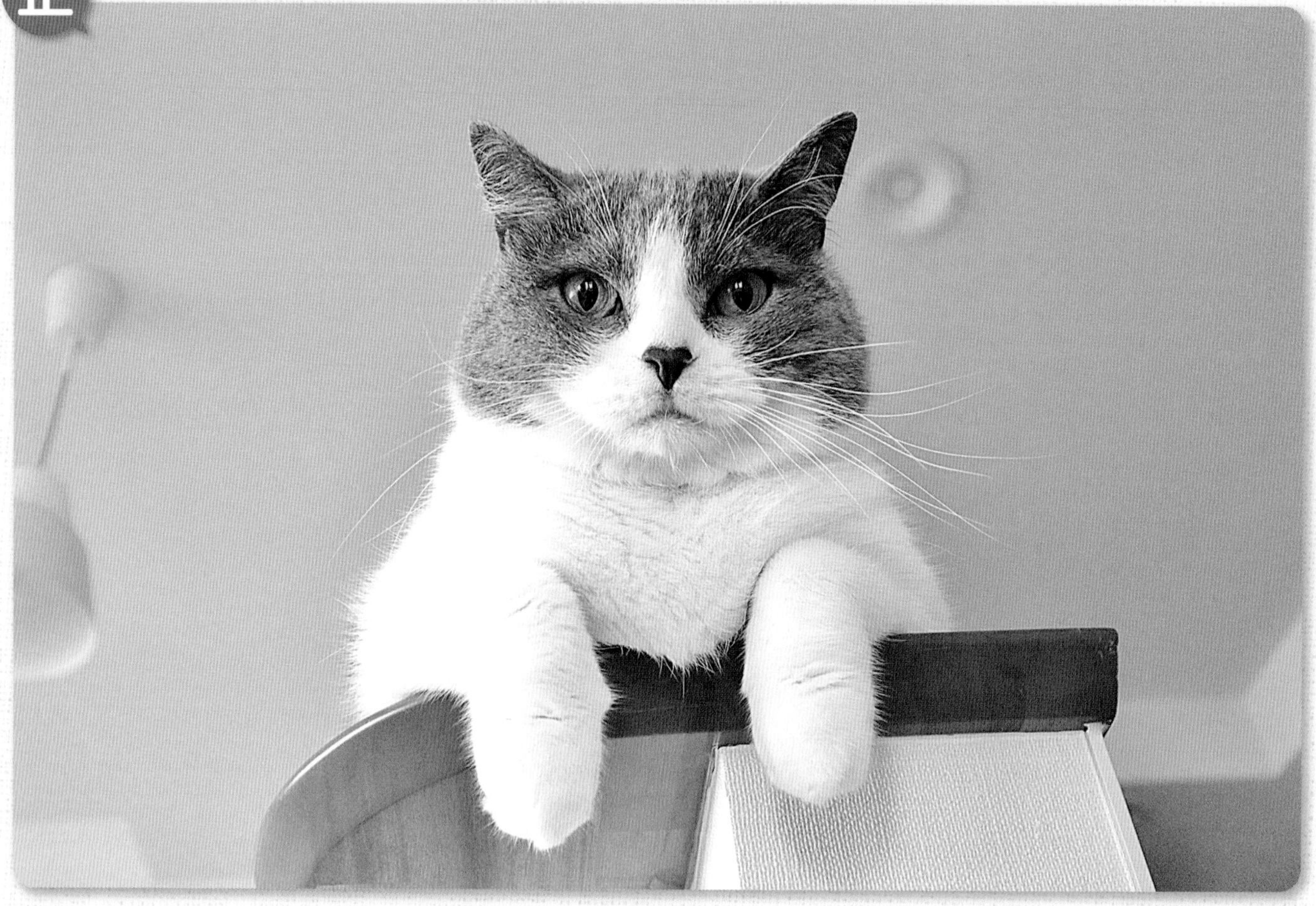

誤　まちがいは5つ。1分で探してにゃ。

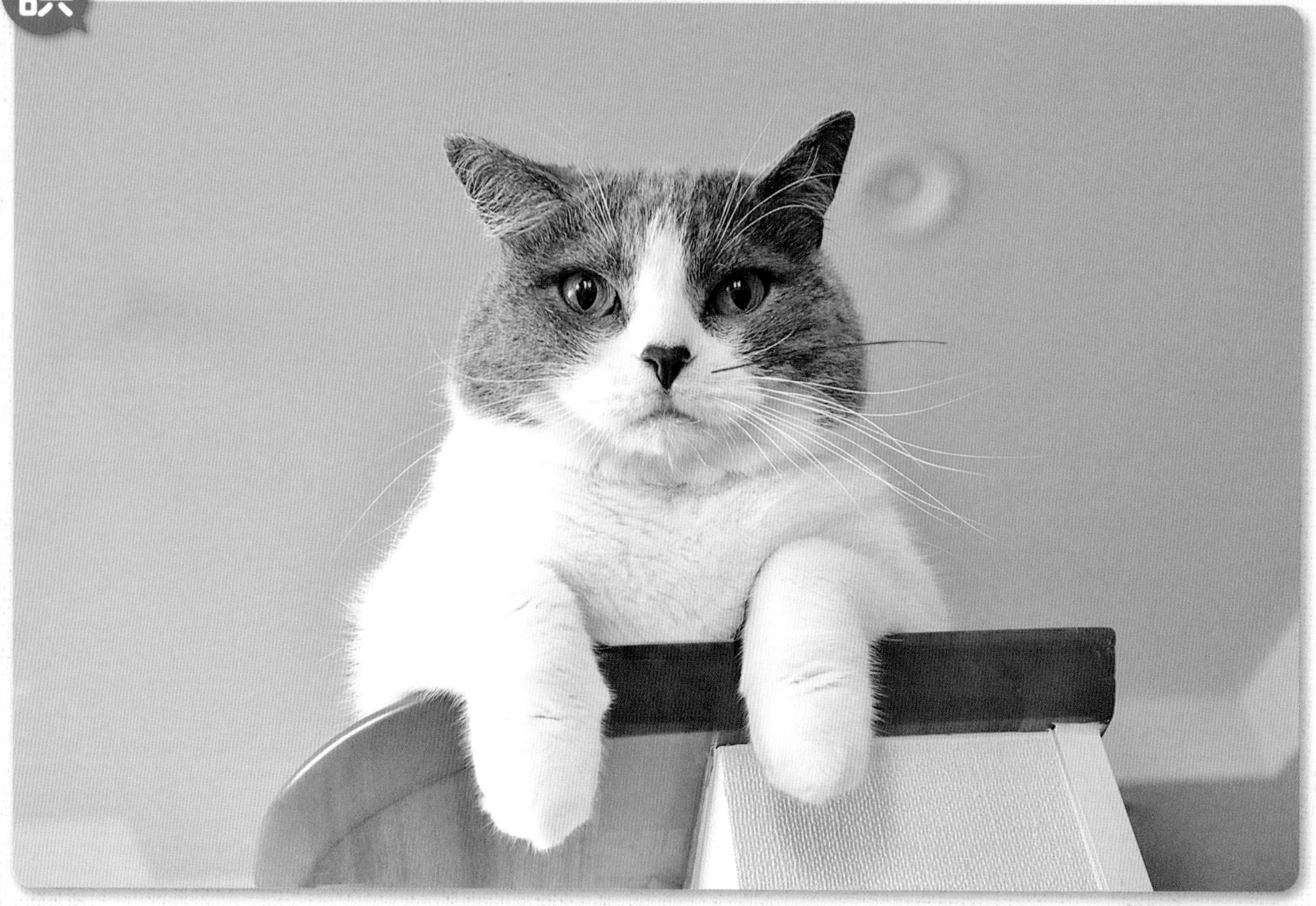

➡解答は68ページ

38 いい夢みてねこ

ムにゃムにゃ…

1分で見つけた数	個
全部見つけるまでの時間	分　秒

正

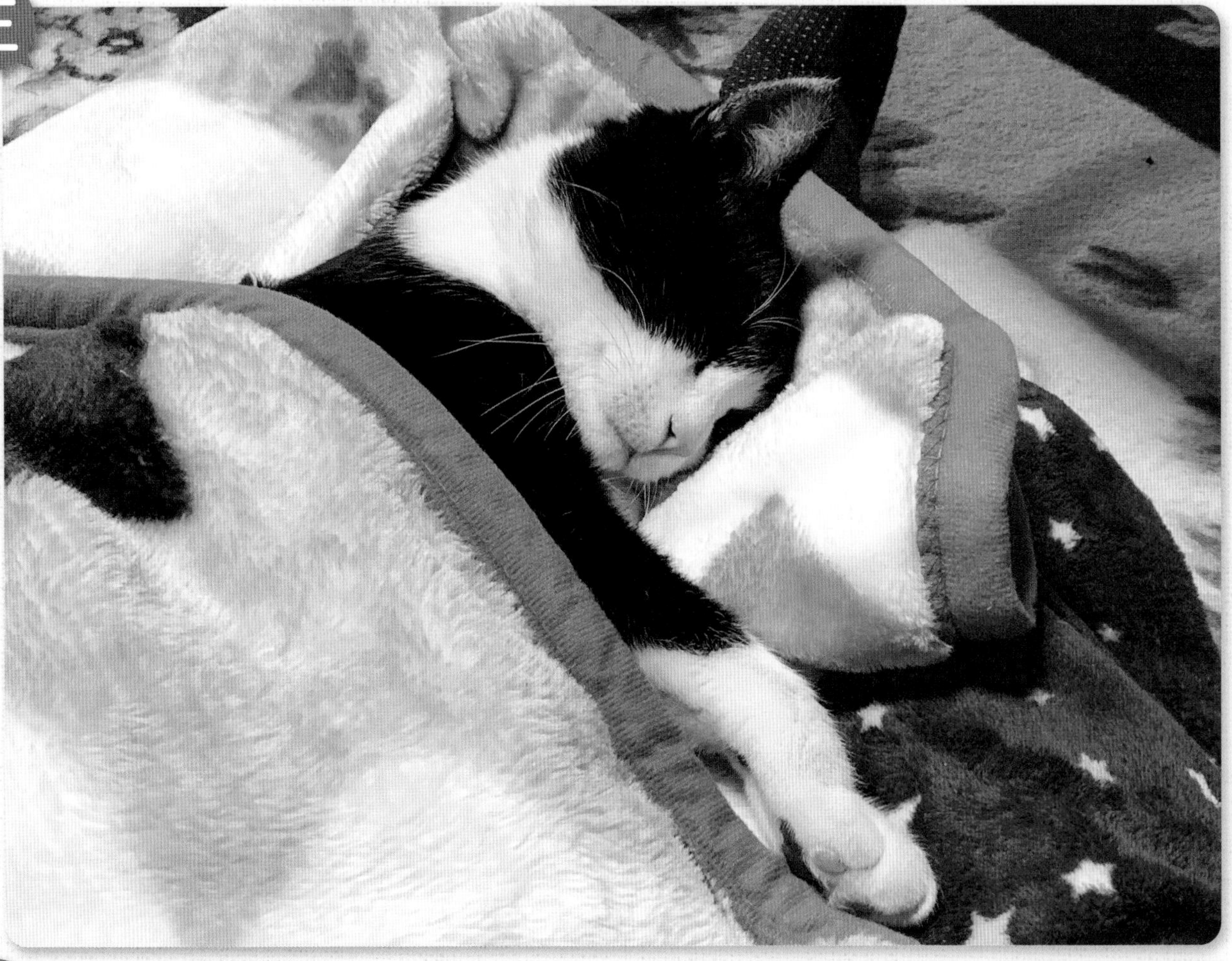

誤

まちがいは5つ。1分で探してにゃ。

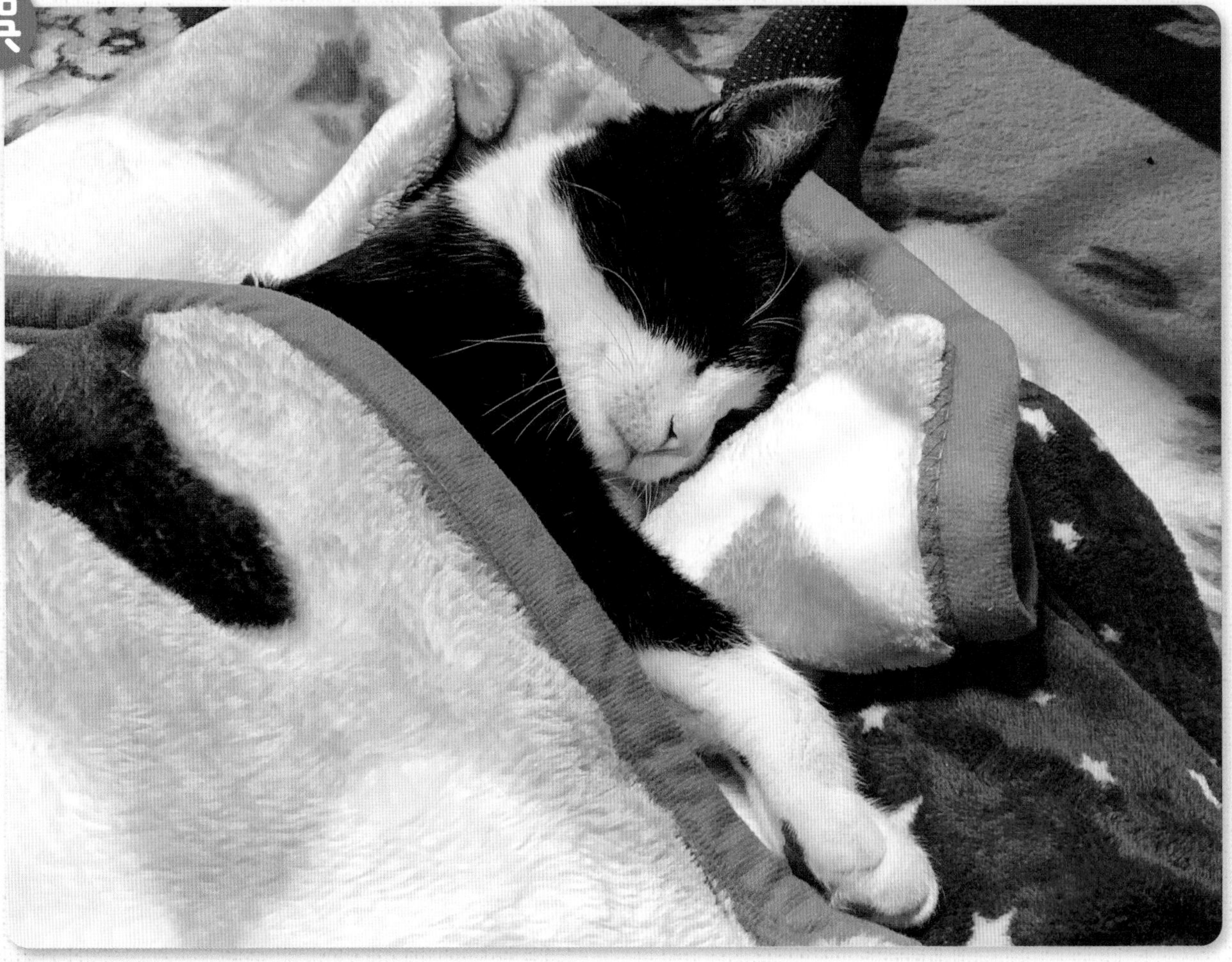

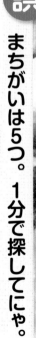

広島県／山本さんちのハチくん

➡解答は68ページ

39 お茶くみねこ

まま、粗茶ですけど。
ひと息入れてくだされ

1分で見つけた数	個
全部見つけるまでの時間	分　秒

正

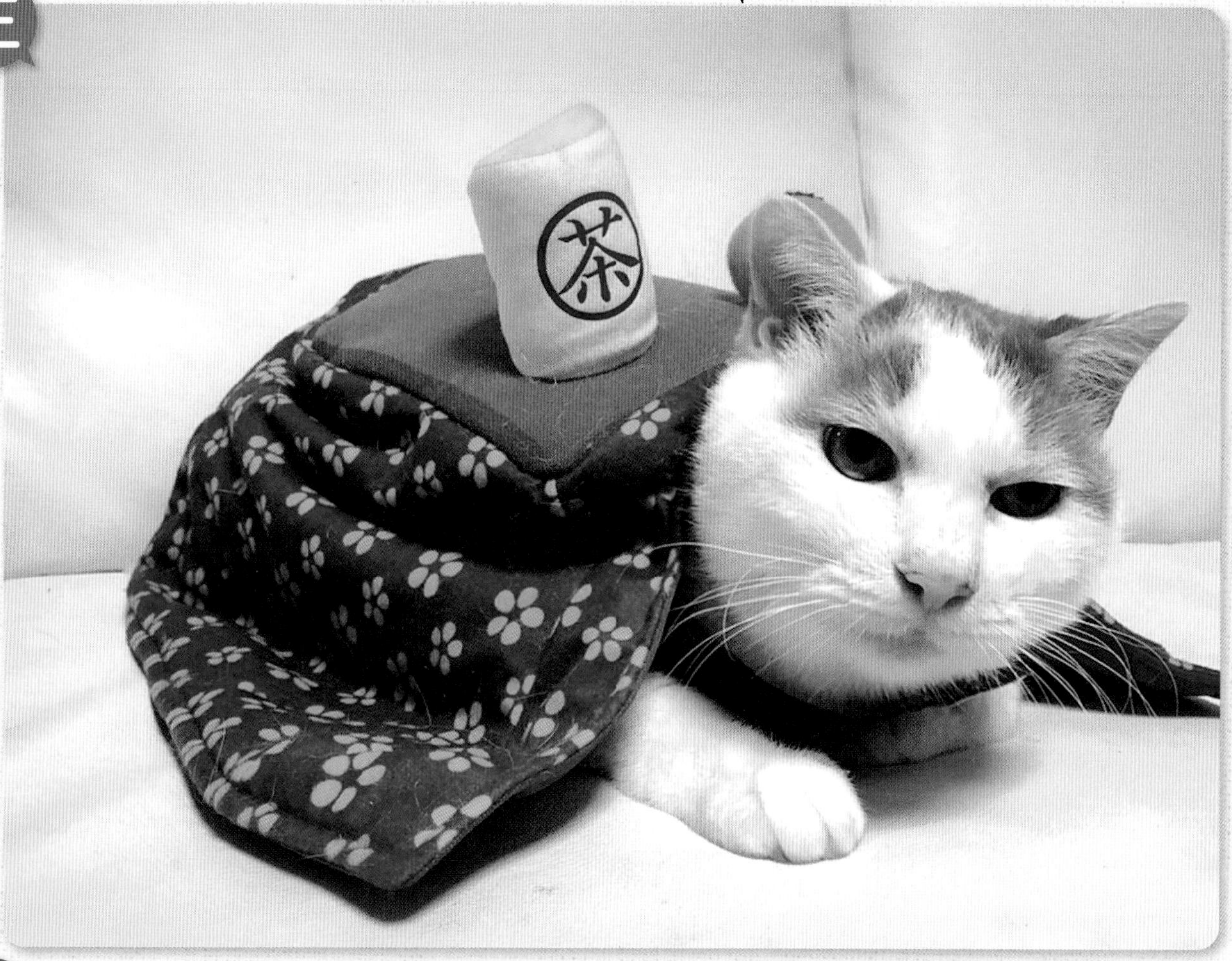

誤

まちがいは5つ。1分で探してにゃ。

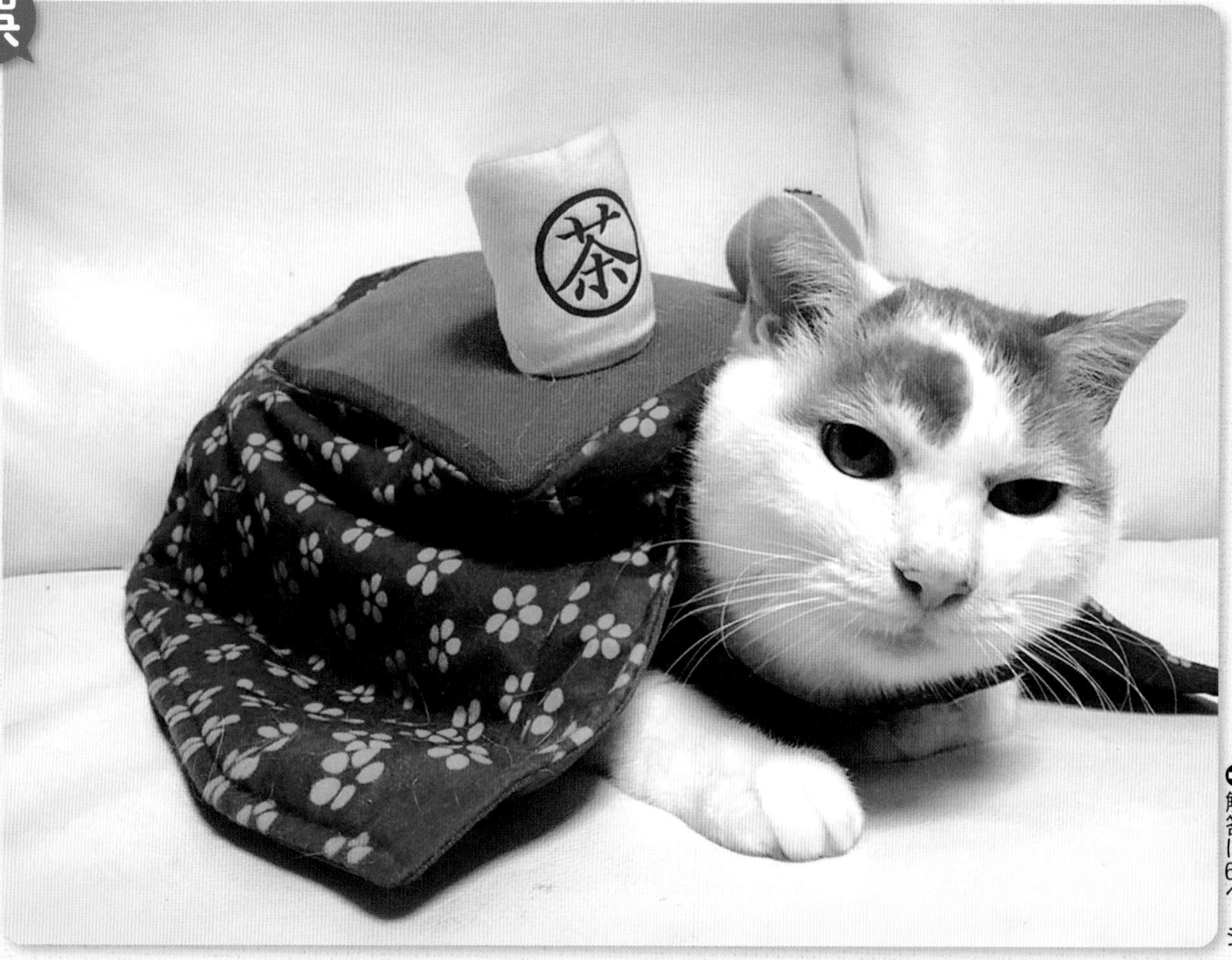

➡解答は69ページ

40 ひょっこりねこ

おやつ…！
じゃ…なさそう。

1分で見つけた数	個
全部見つけるまでの時間	分　秒

正

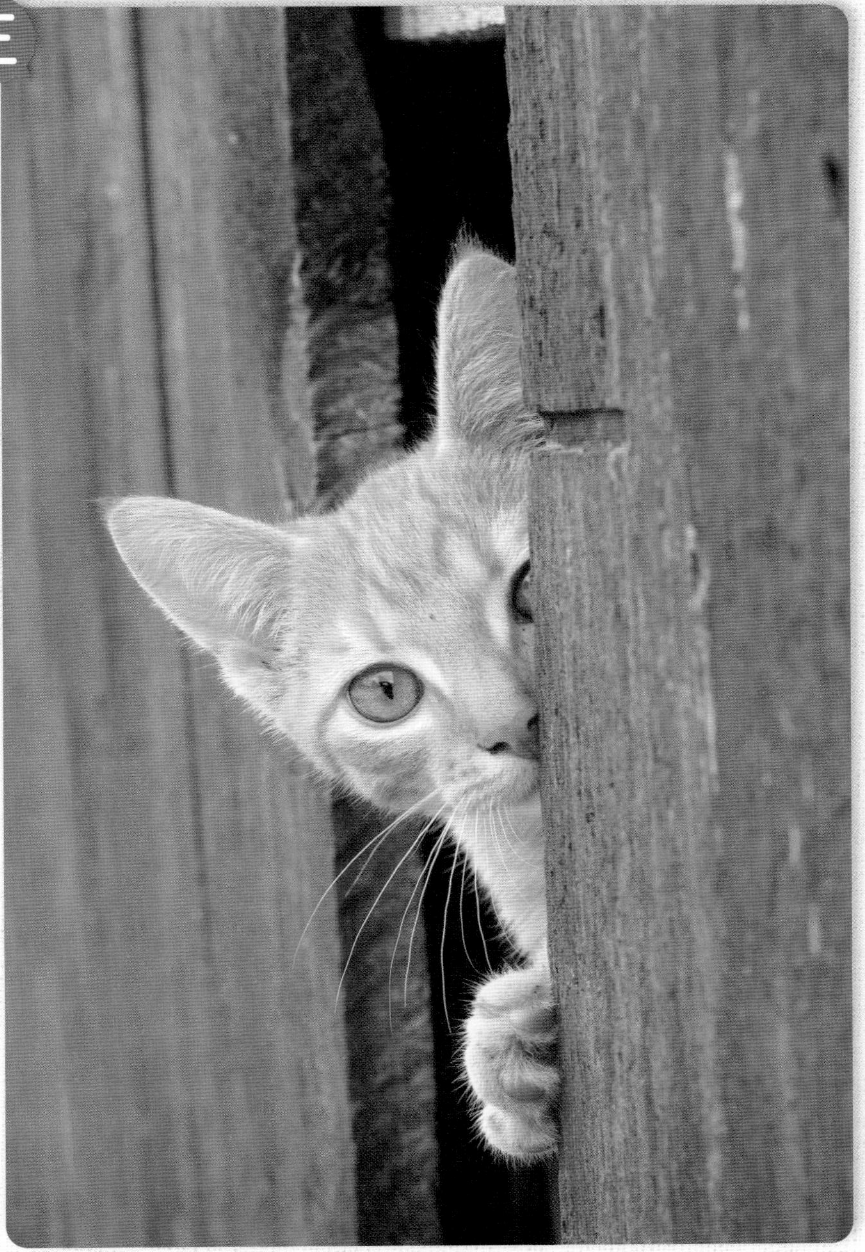

誤

まちがいは5つ。1分で探してにゃ。

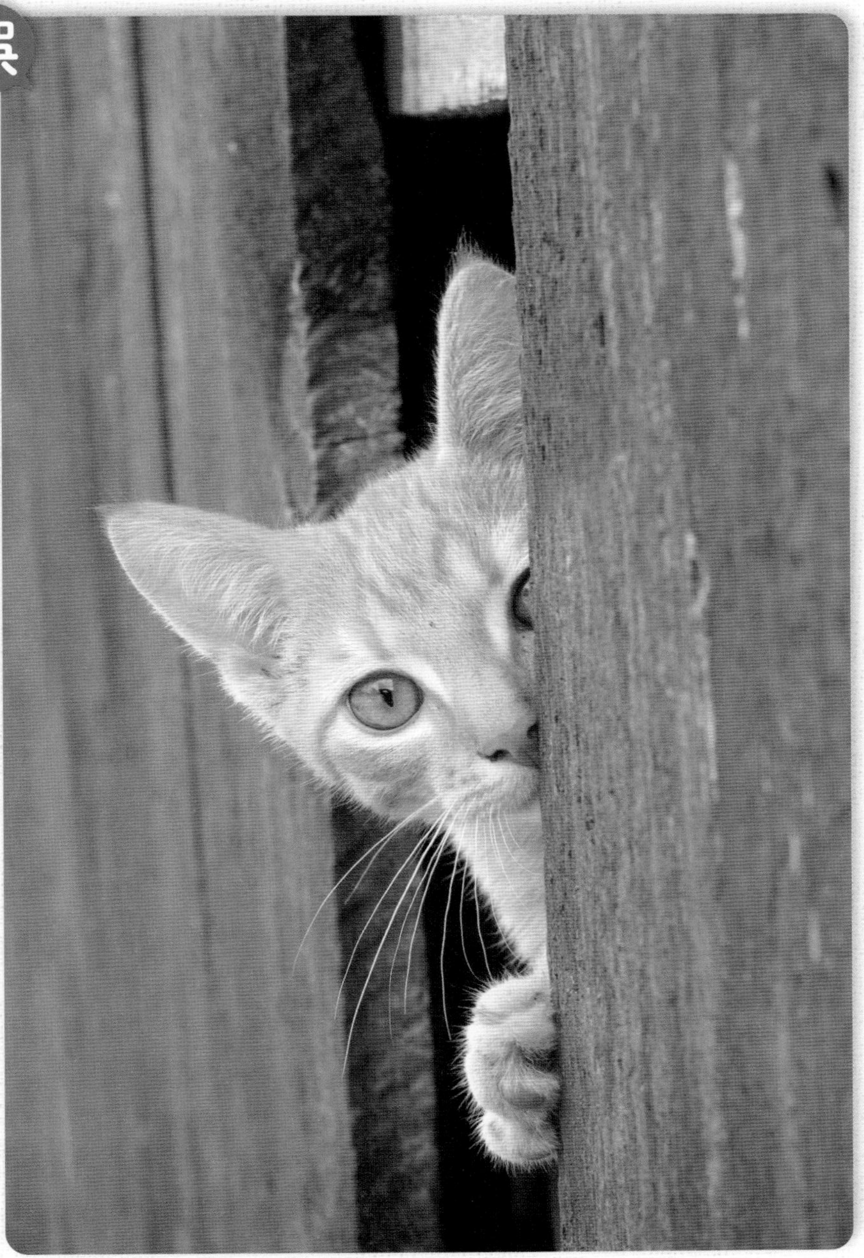

➡解答は69ページ

41 寝ぼすけねこ

寝てないにゃ
起きてるにゃ

1分で見つけた数	個
全部見つけるまでの時間	分　秒

正

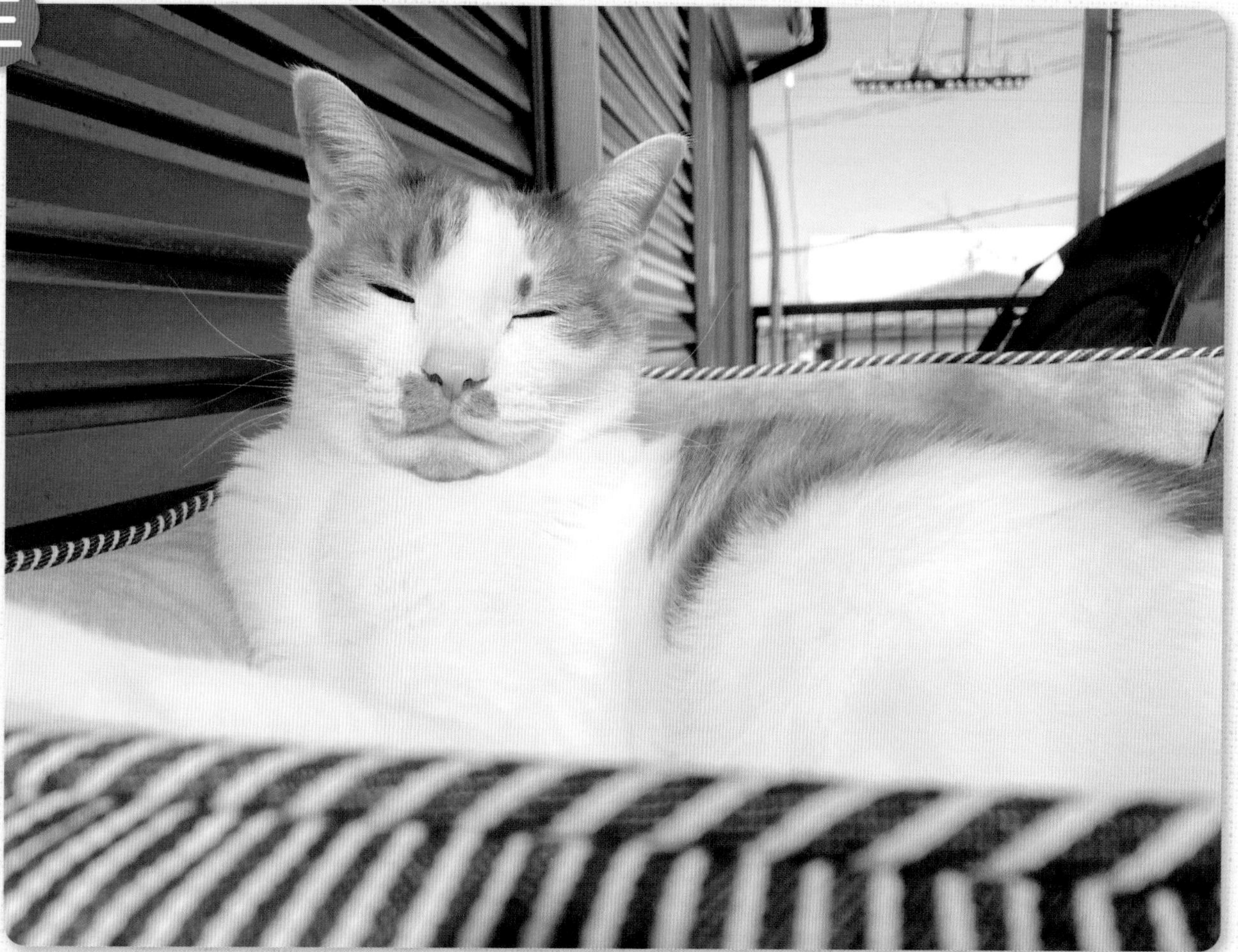

誤

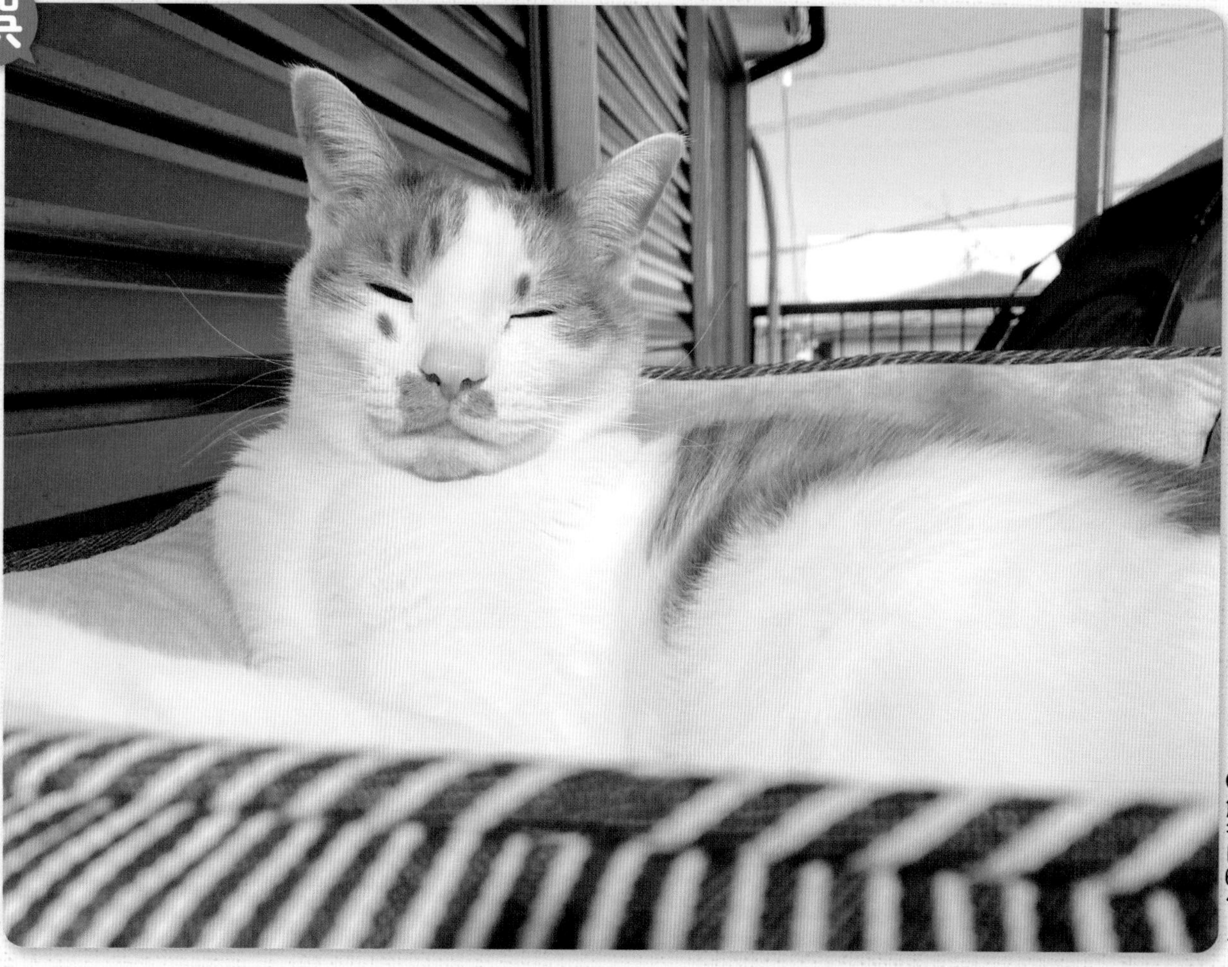

まちがいは5つ。1分で探してにゃ。

➡解答は69ページ

42 食べ物の恨み怖いねこ

あなたいま、
結構大きな１口
食べましたよね？

１分で見つけた数		個
全部見つけるまでの時間	分	秒

正

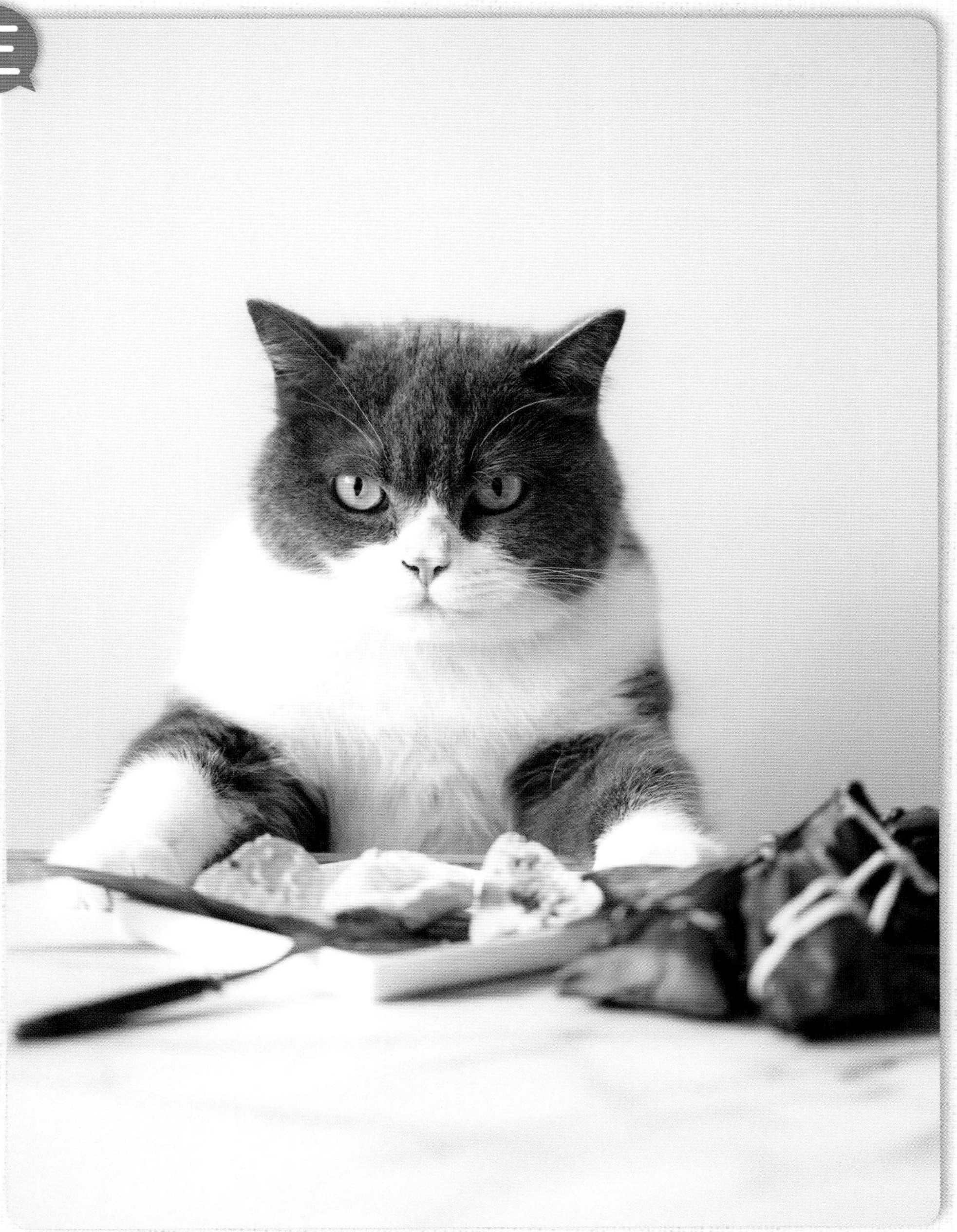

まちがいは5つ。1分で探してにゃ。

誤

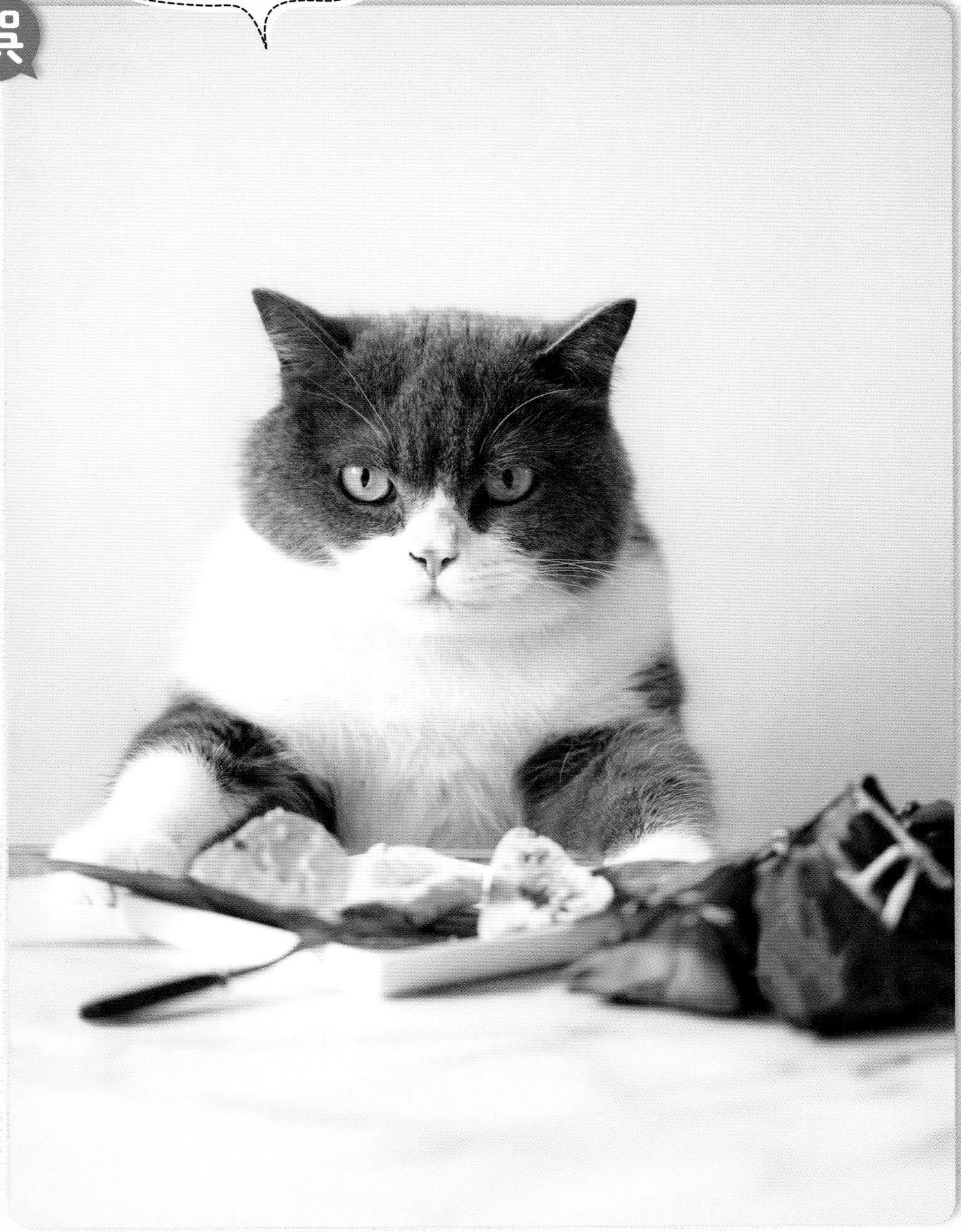

➡解答は69ページ

43 ねこふんじゃったねこ

3匹だと鍵盤の
移動できないね

1分で見つけた数	個
全部見つけるまでの時間	分　秒

正

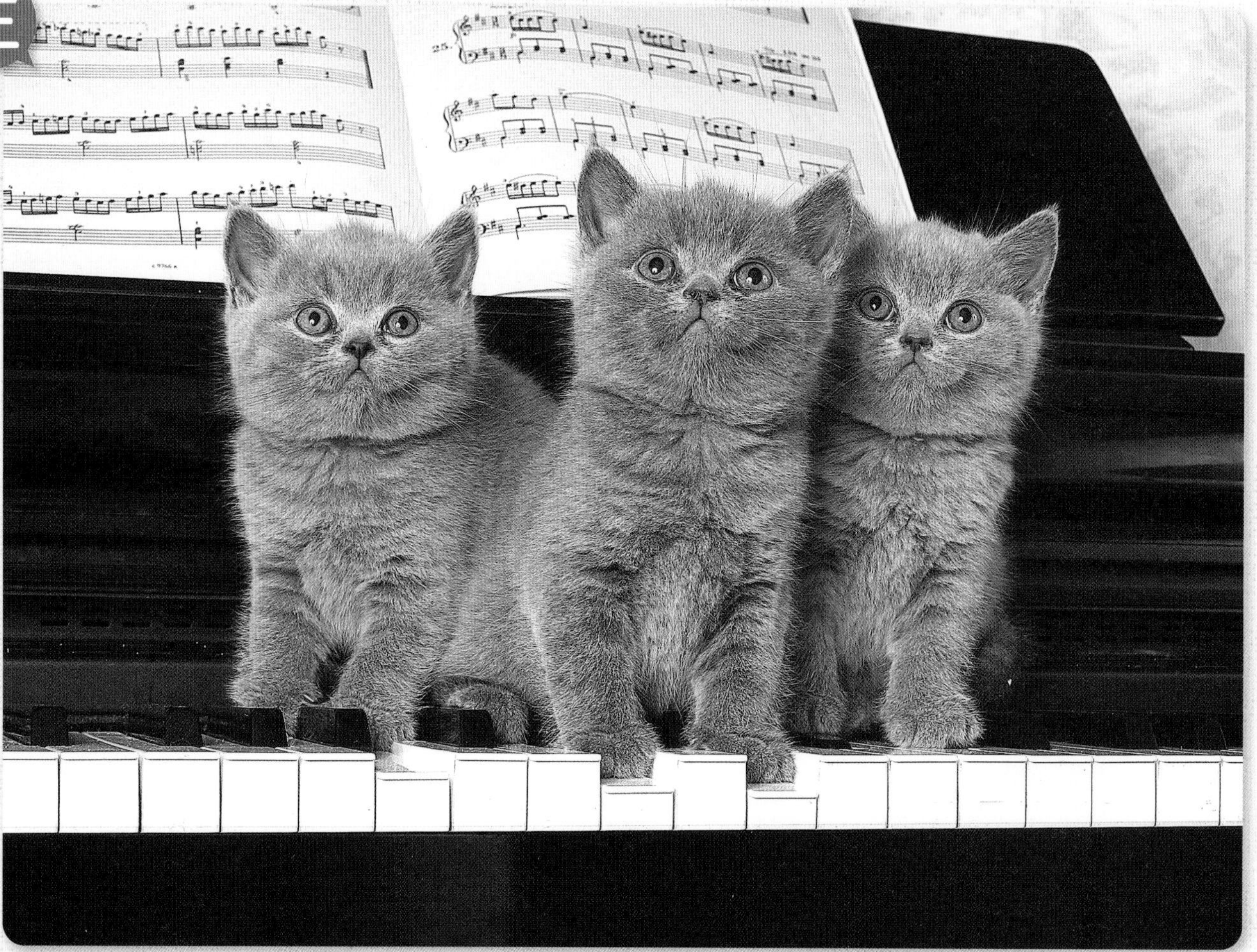

誤

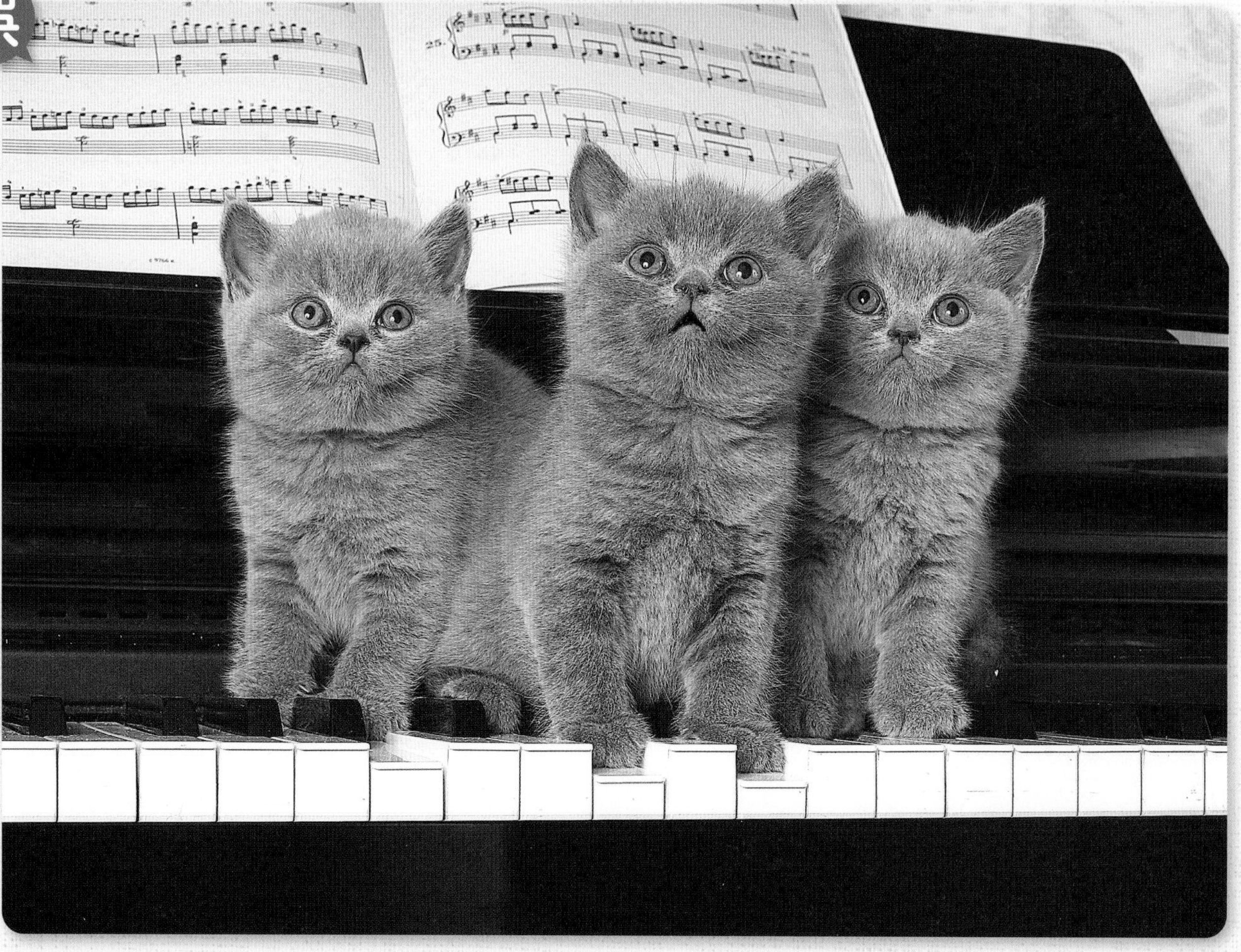

まちがいは5つ。1分で探してにゃ。

➡解答は69ページ

44 すっぽりねこ

あのね、
サンタさんがこのおうちで
飼ってもらいなさいって

1分で見つけた数	個
全部見つけるまでの時間	分　秒

正

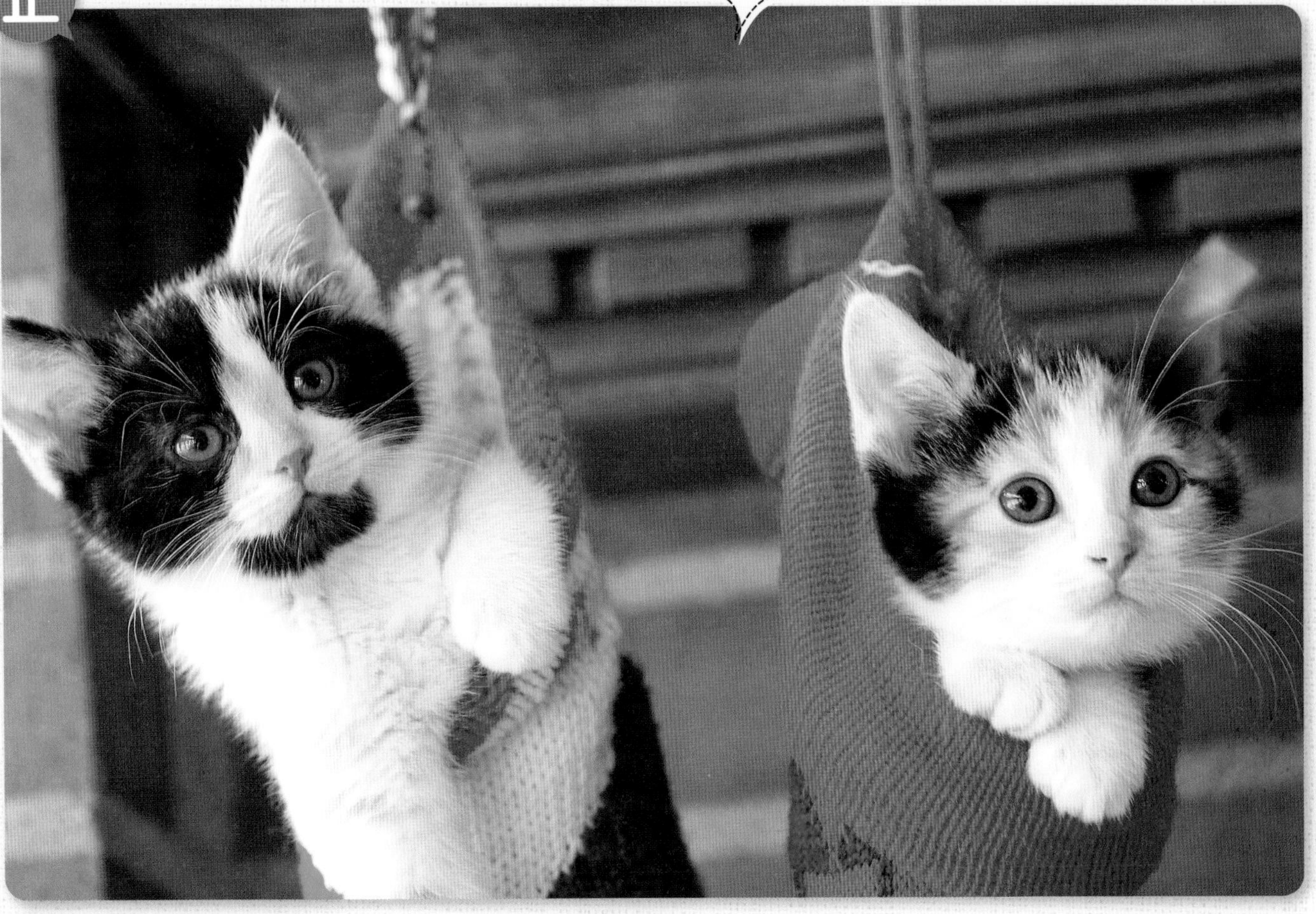

誤　まちがいは5つ。1分で探してにゃ。

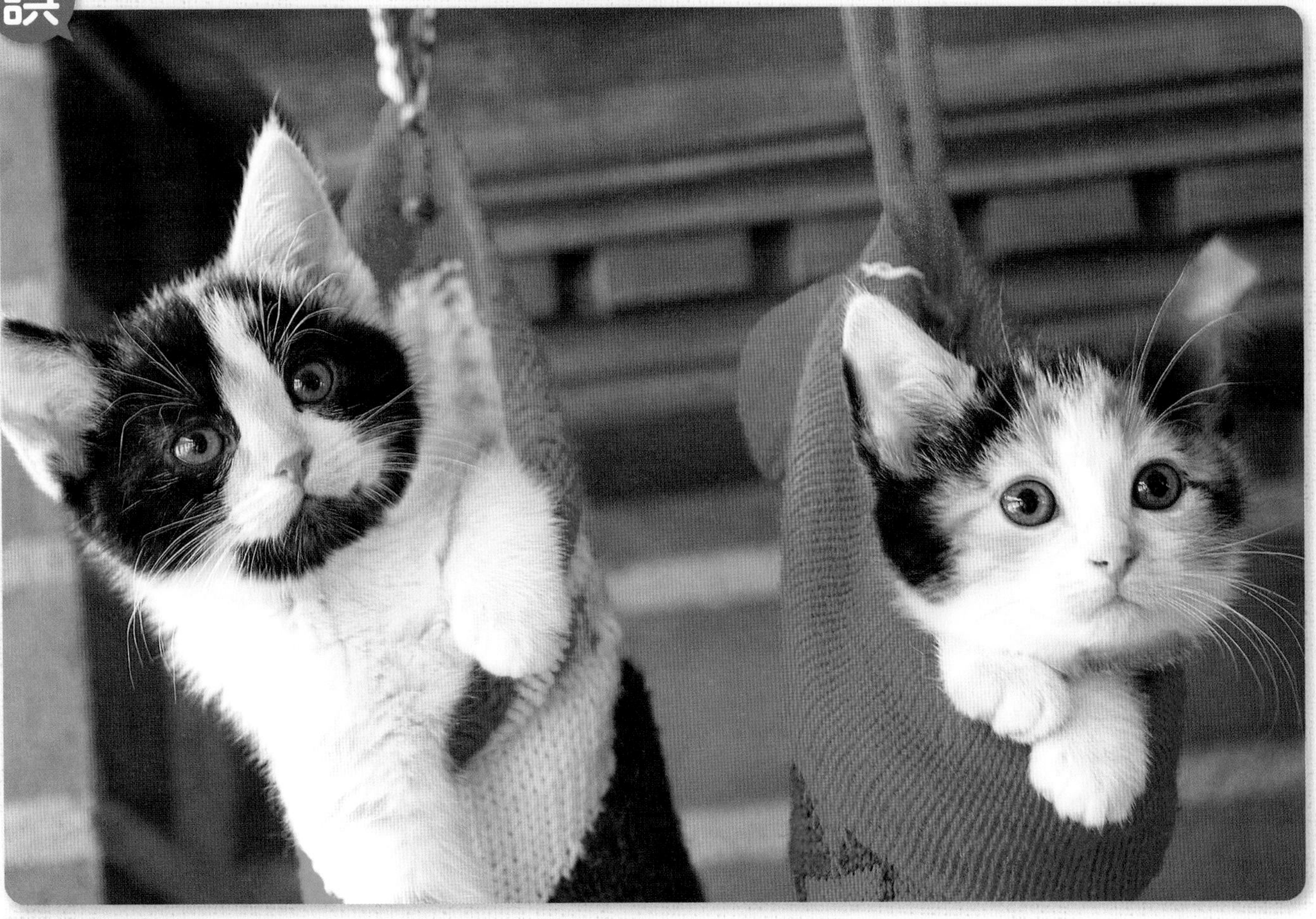

➡解答は69ページ

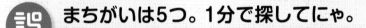

45 催眠術ねこ

あなたはどんどん
眠くな〜る

1分で見つけた数	個
全部見つけるまでの時間	分　秒

正

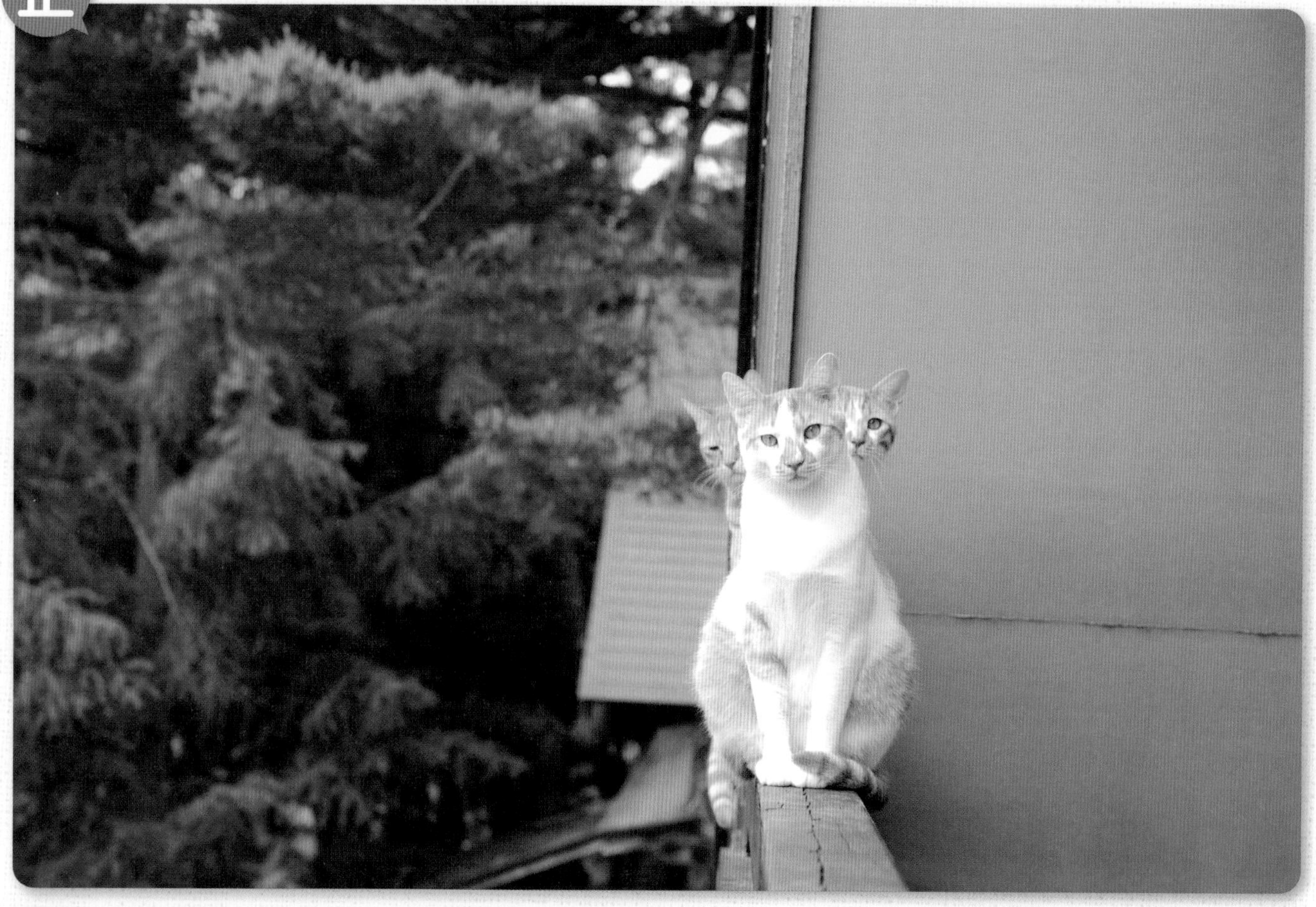

誤

まちがいは5つ。1分で探してにゃ。

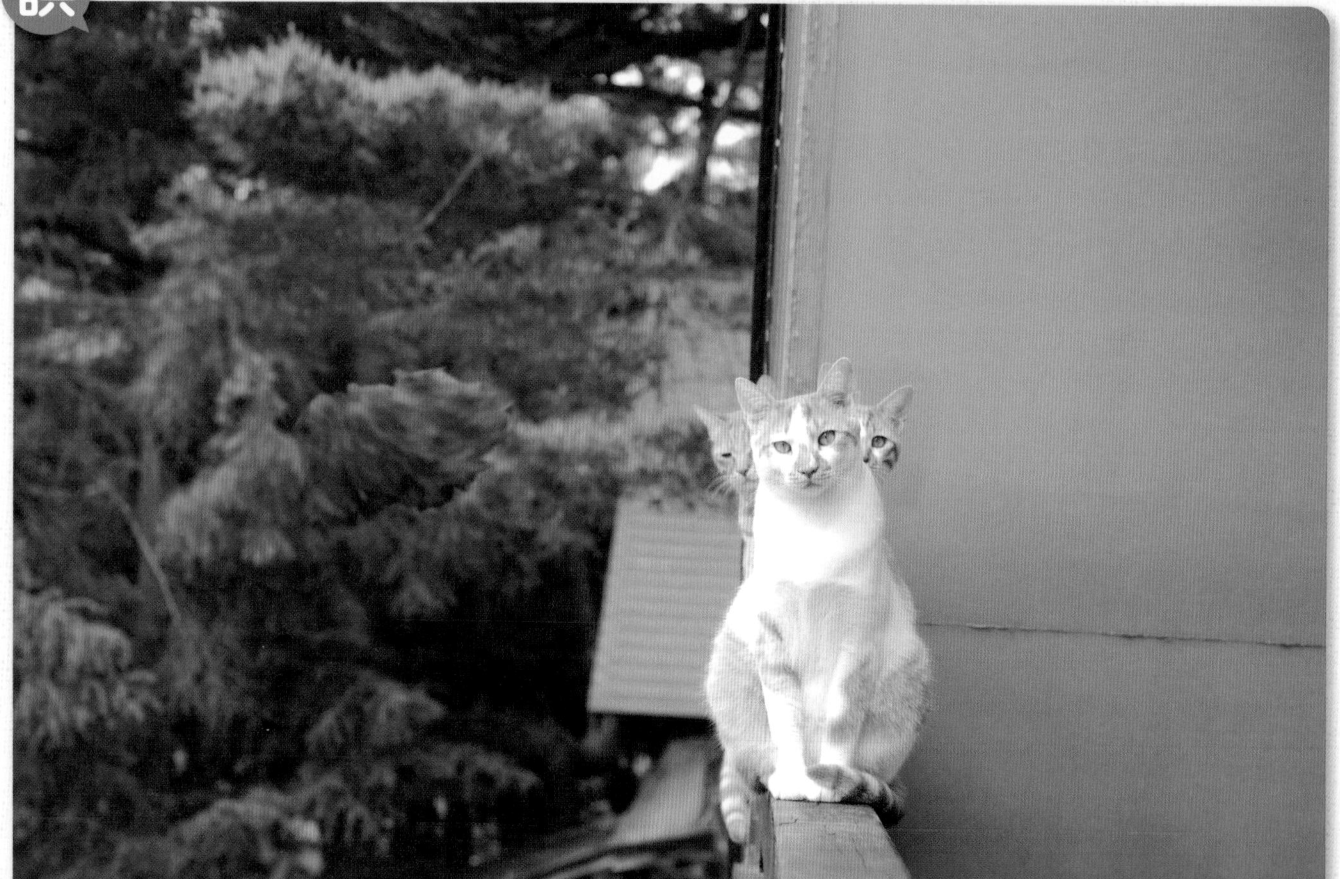

➡解答は70ページ

46 請求ねこ

さっき頼んだ
カリカリはまだかね？

1分で見つけた数	個
全部見つけるまでの時間	分　秒

正

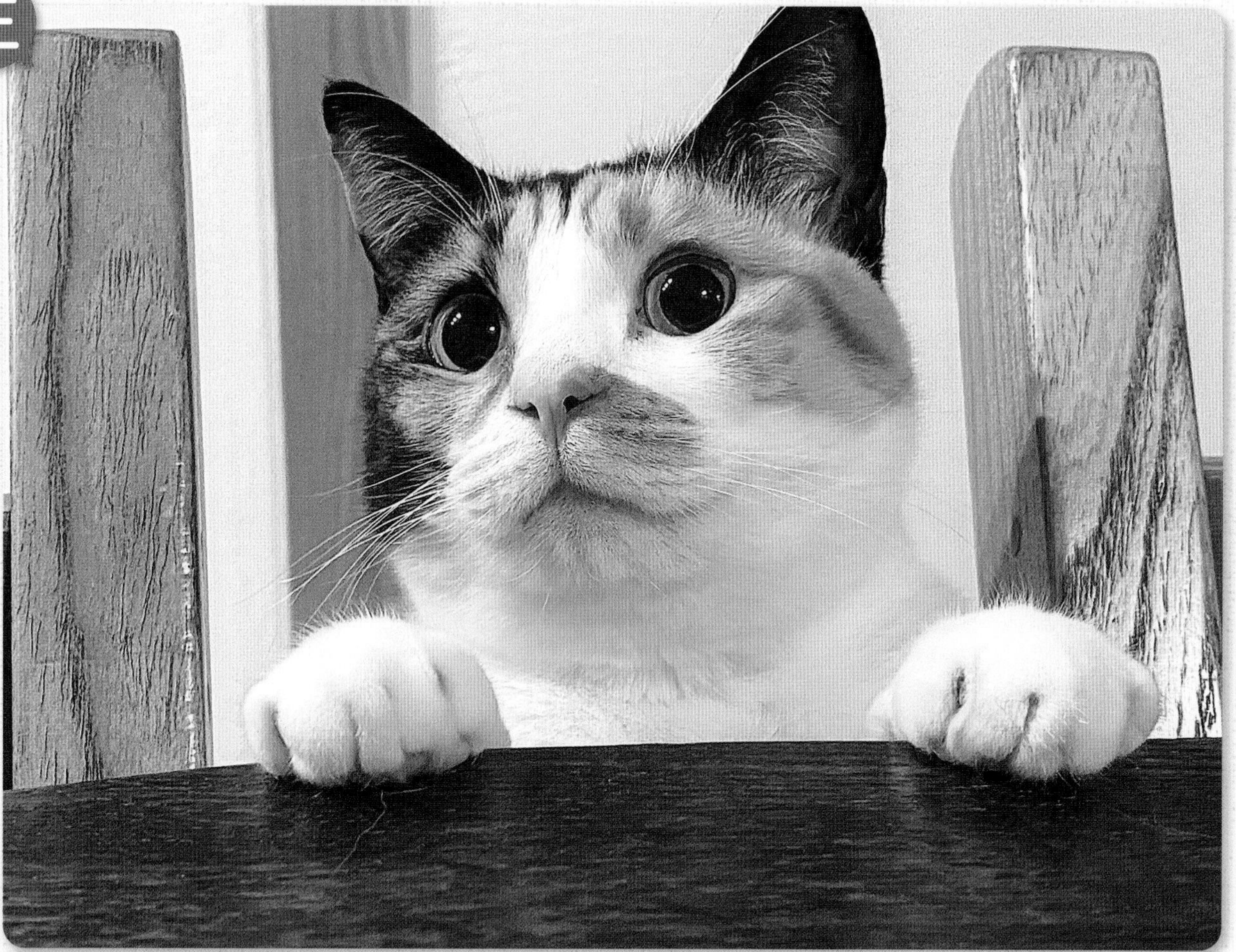

誤

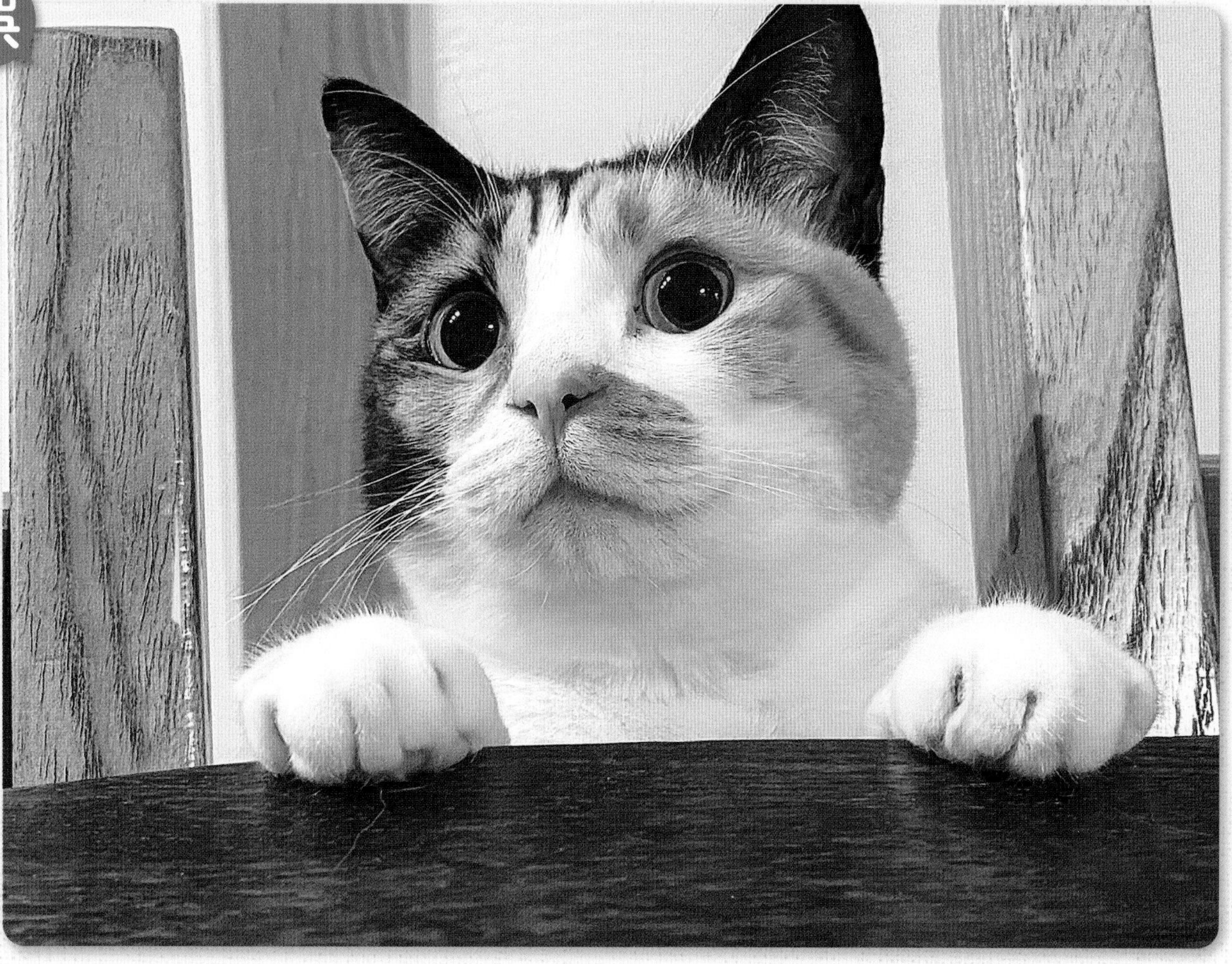

まちがいは5つ。1分で探してにゃ。

➡解答は70ページ

47 映画ねこ

早くこの手につかまるんだ！
サメが来たぞッ！

1分で見つけた数	個
全部見つけるまでの時間	分　秒

正

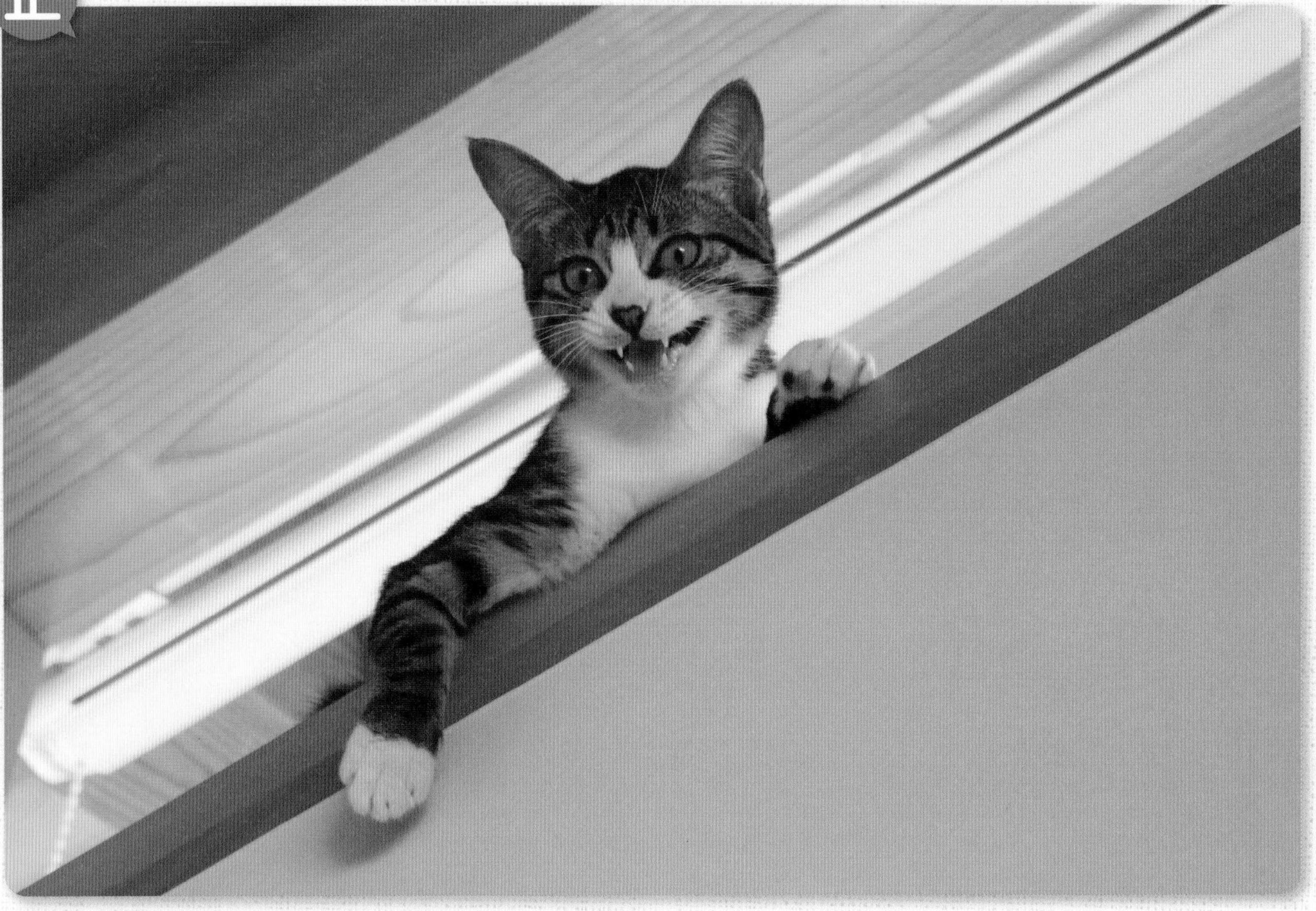

誤 まちがいは5つ。1分で探してにゃ。

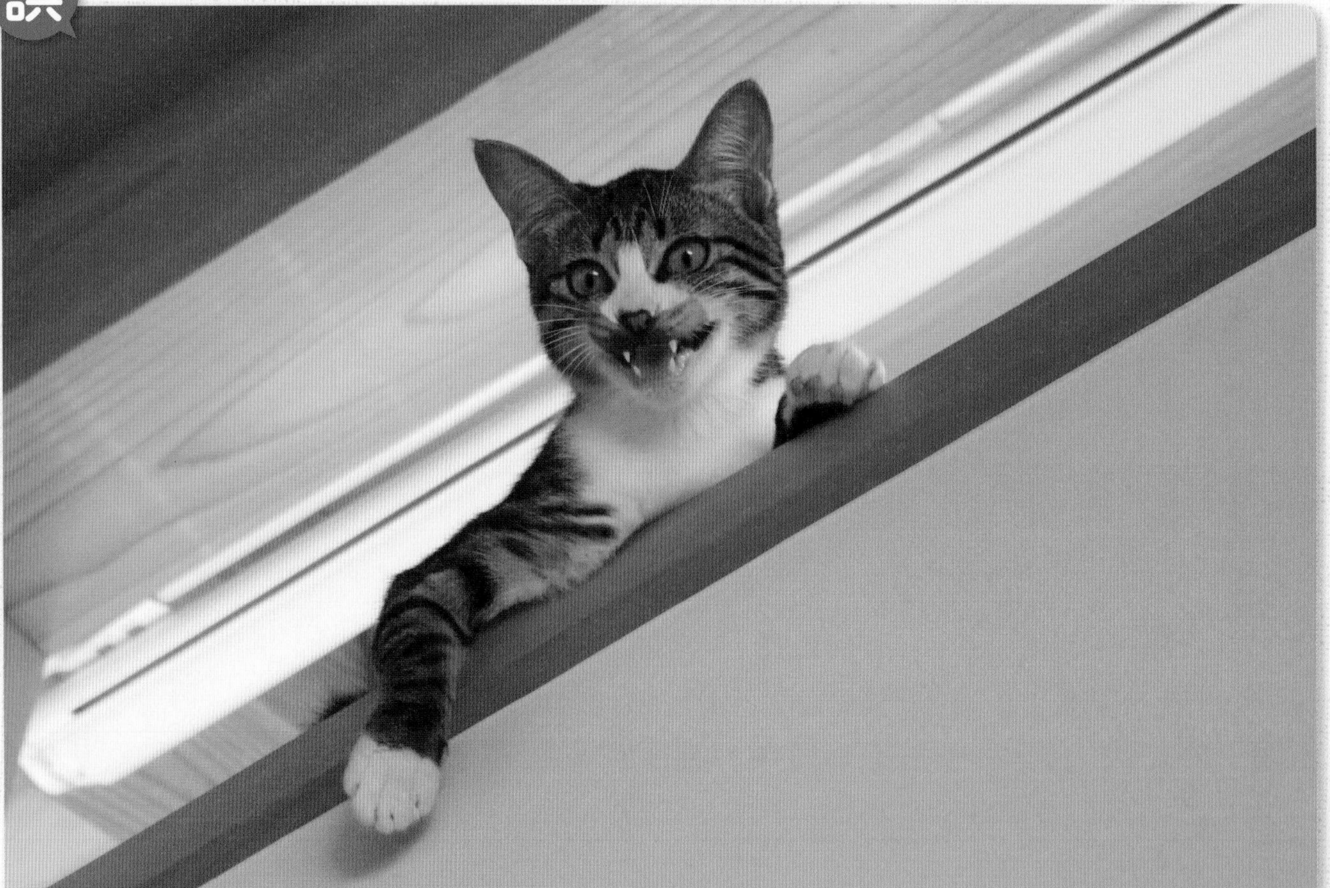

➡解答は70ページ

48 つめとぎサボりねこ

1分で見つけた数	個
全部見つけるまでの時間	分　秒

明日でいいや

正

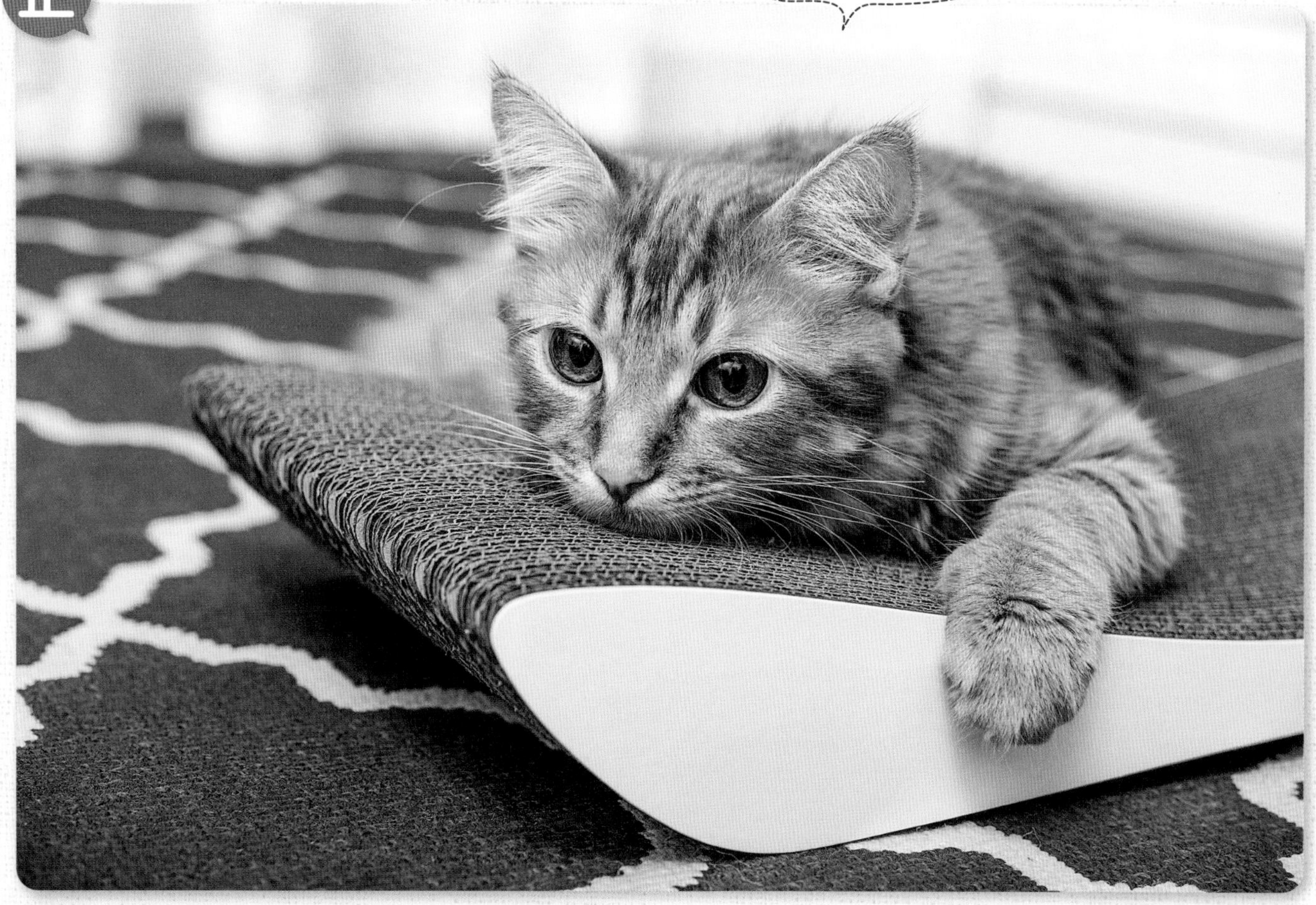

誤　まちがいは5つ。1分で探してにゃ。

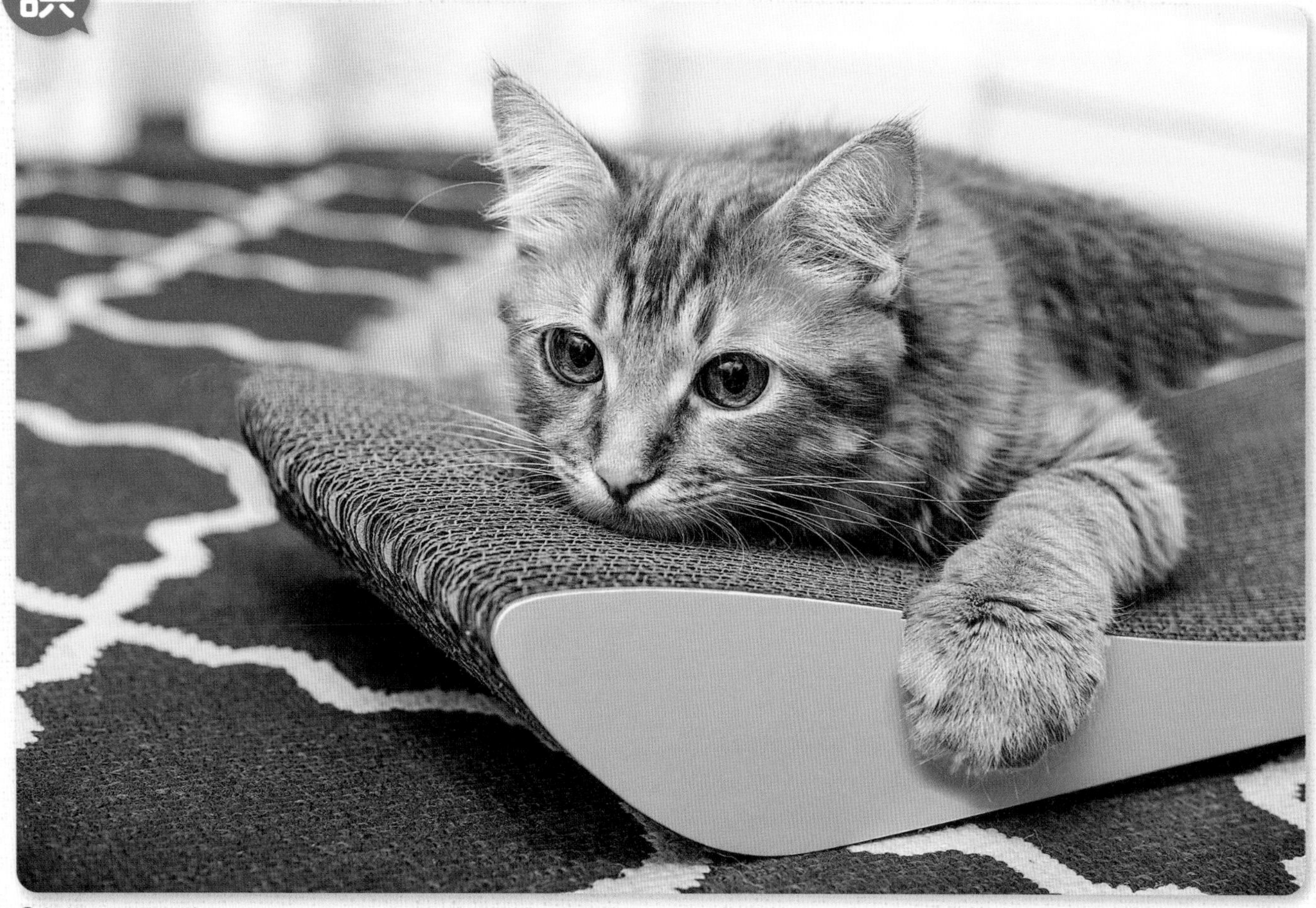

➡解答は70ページ

49 クイズねこ

さて、毛糸は
どれでしょう？

1分で見つけた数		個
全部見つけるまでの時間	分	秒

正

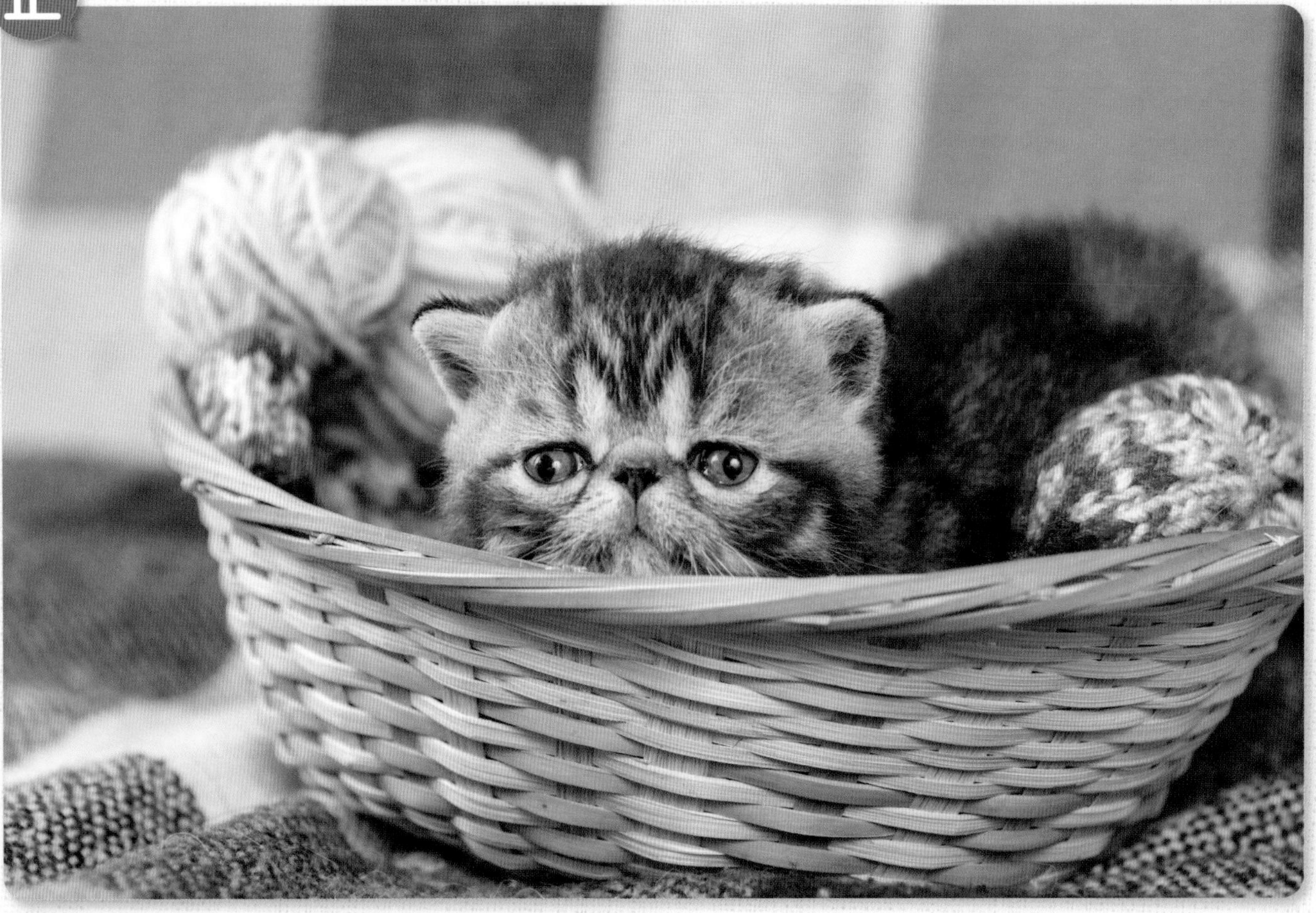

誤 まちがいは5つ。1分で探してにゃ。

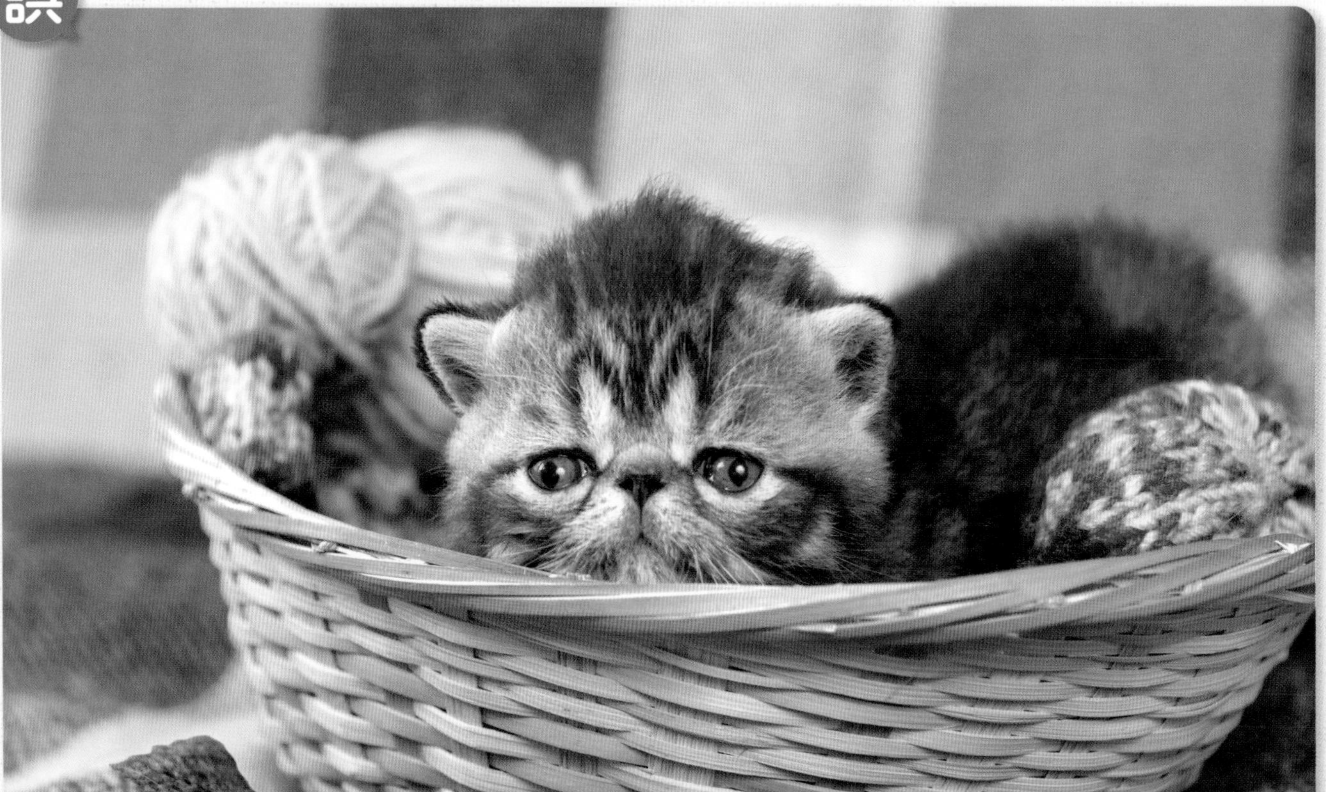

➡解答は70ページ

50 察したねこ

まさか、後ろに誰かいる…のか…にゃ！

1分で見つけた数	個
全部見つけるまでの時間	分　秒

正

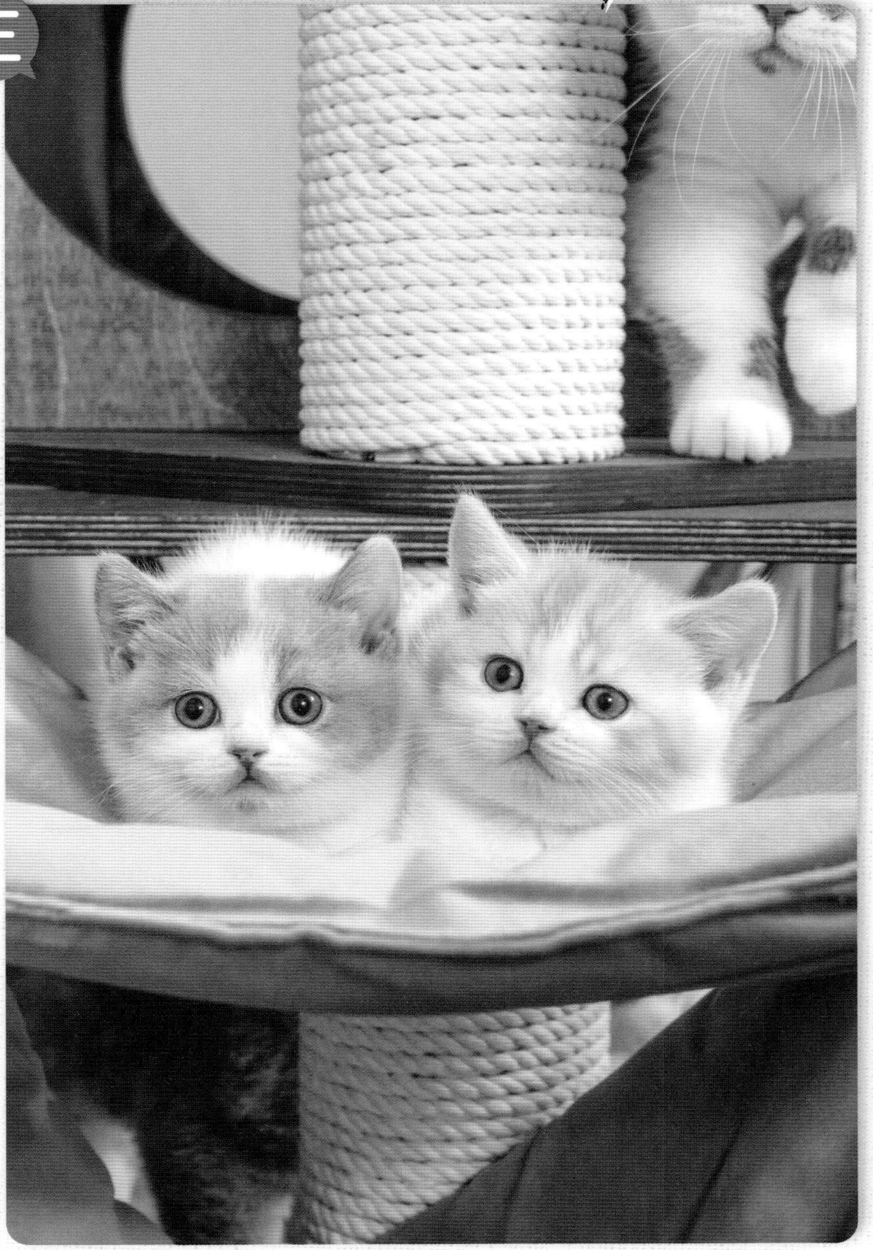

誤

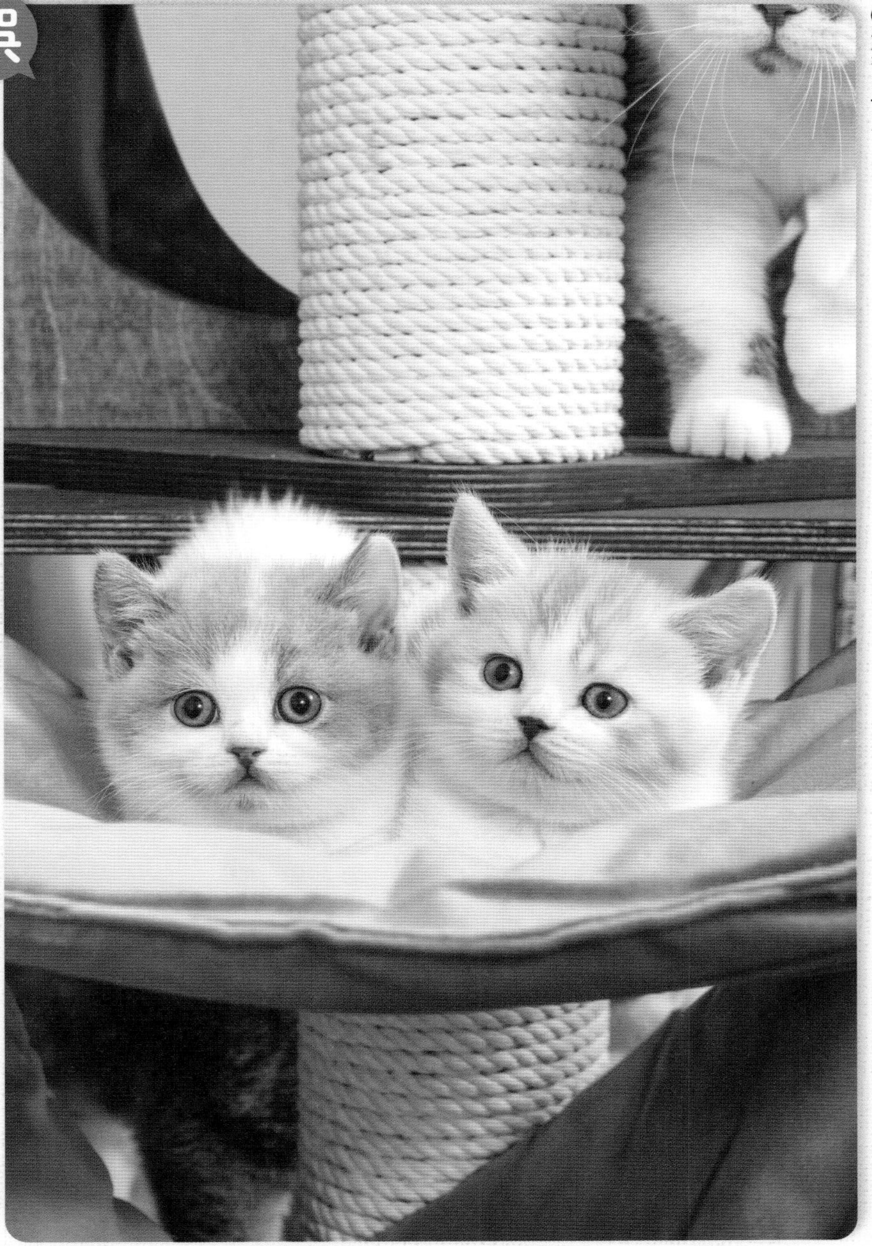

まちがいは5つ。1分で探してにゃ。

➡解答は70ページ

51 スッキリしたいねこ

お通じよ。
今日こそは

1分で見つけた数	個
全部見つけるまでの時間	分　秒

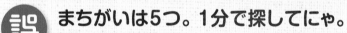

正

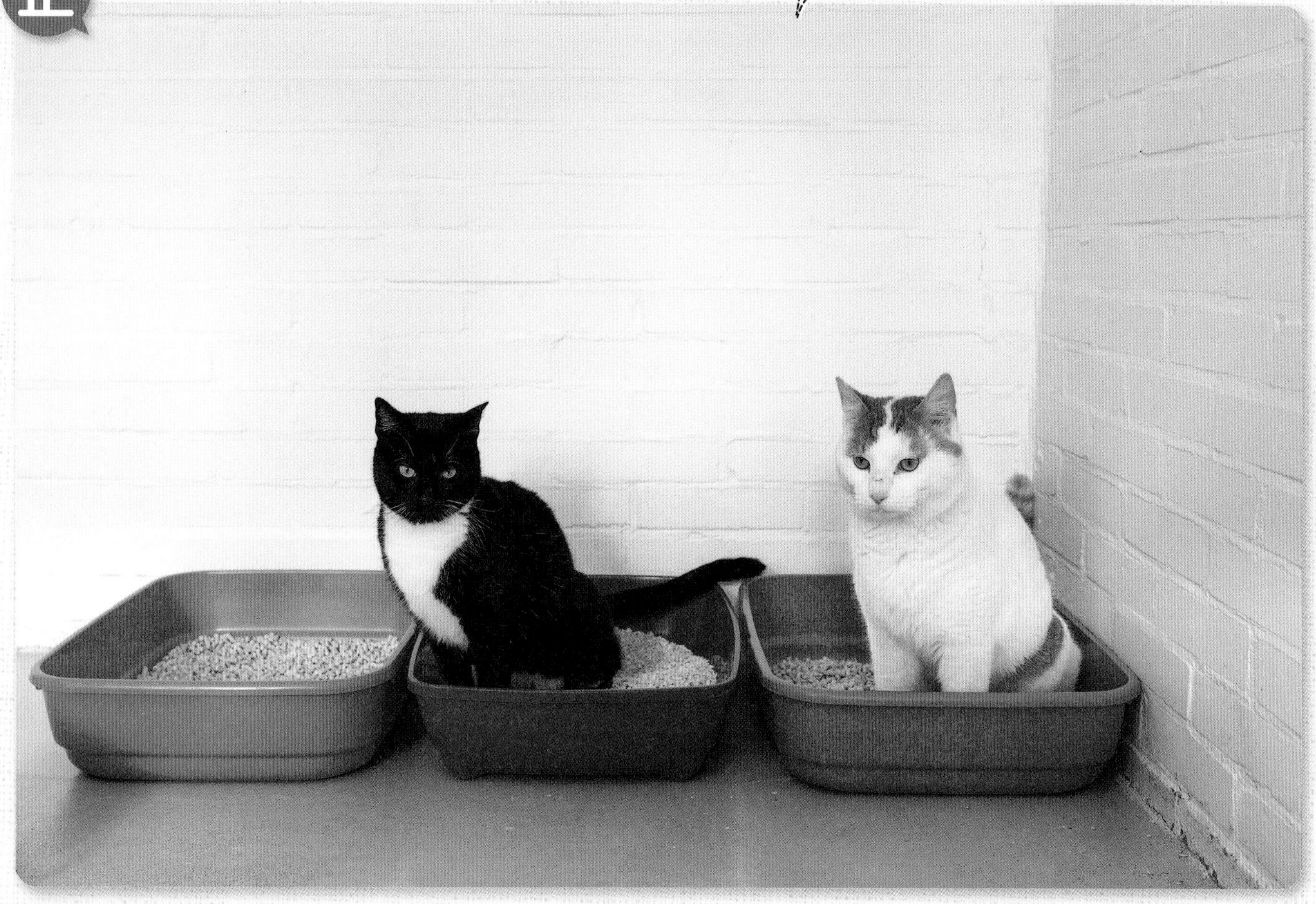

誤　まちがいは5つ。1分で探してにゃ。

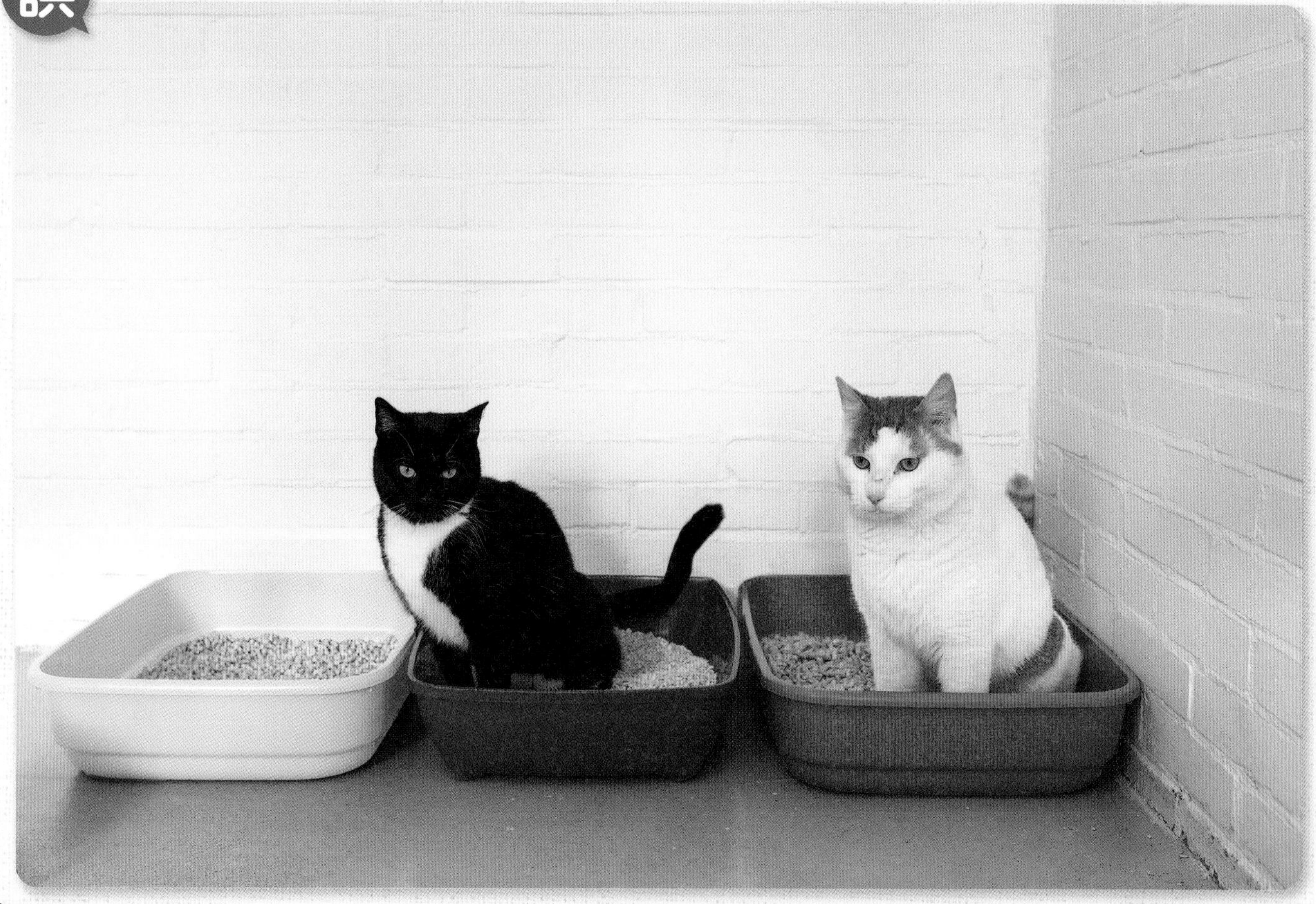

➡解答は70ページ

52 DJねこ

今日はオレの熱いリリックを
聞いてもらうぜ！

1分で見つけた数	個
全部見つけるまでの時間	分　秒

正

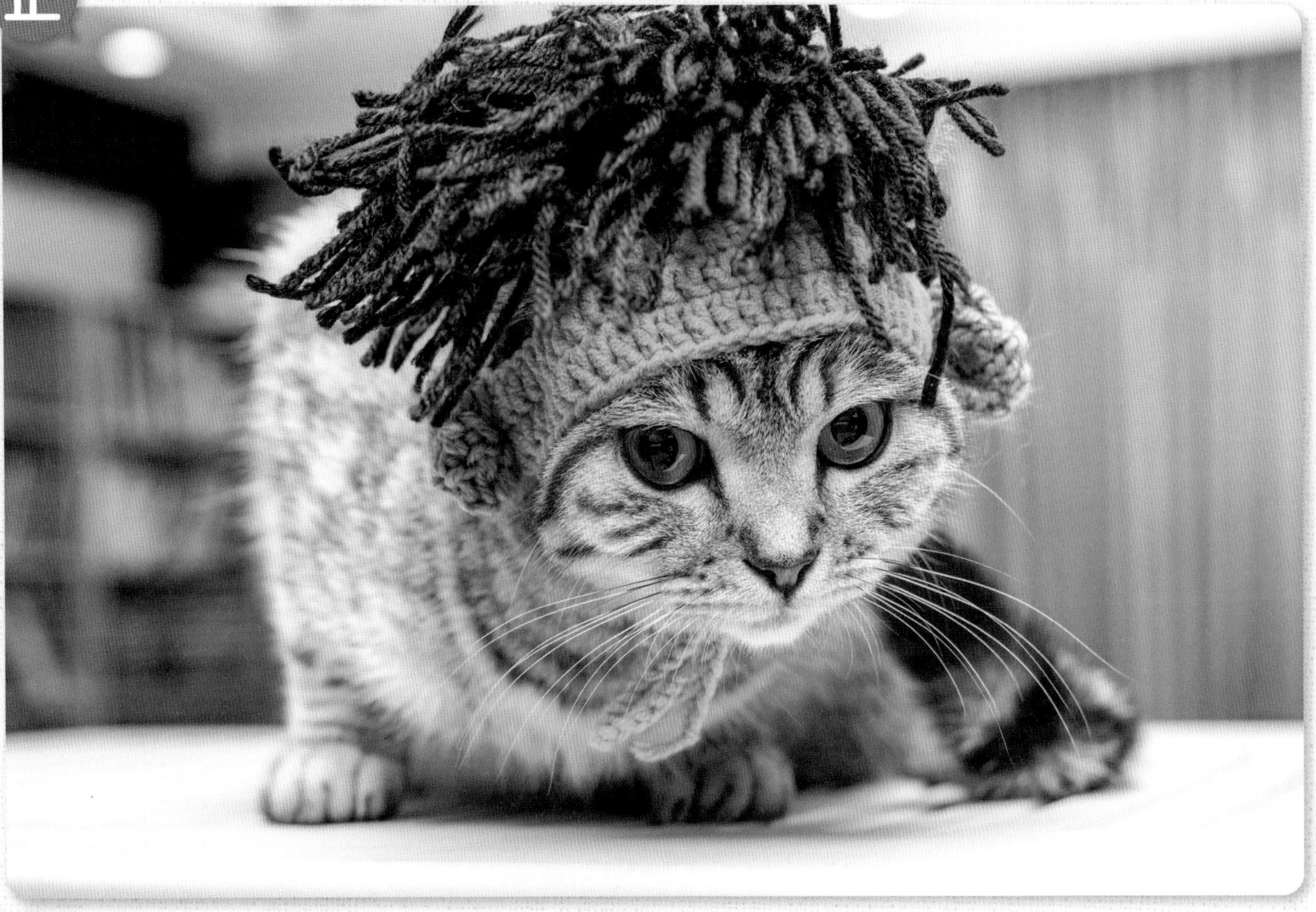

誤　まちがいは5つ。1分で探してにゃ。

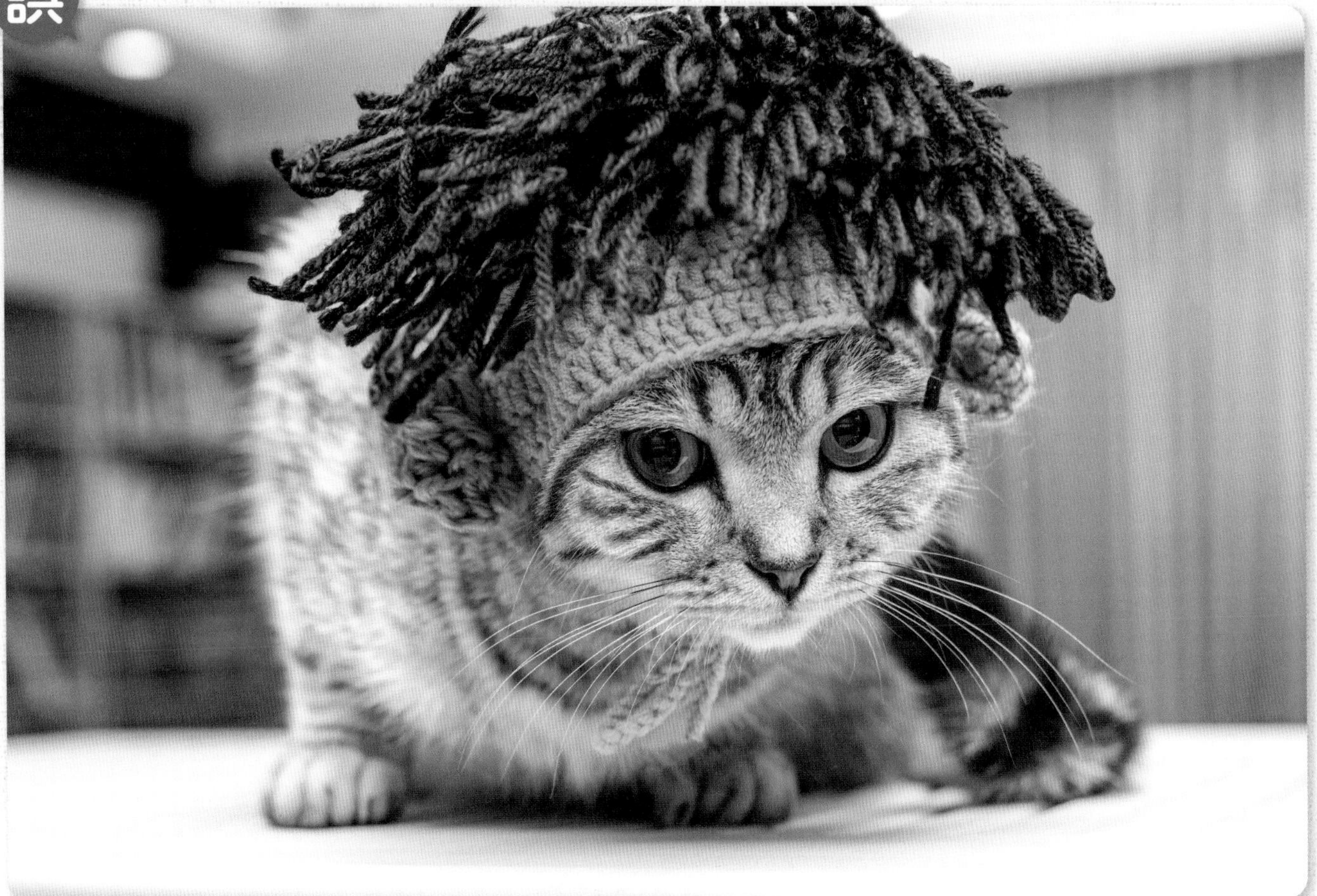

➡解答は70ページ

53 人生相談ねこ

あ、それ
ボクも経験ある～

1分で見つけた数	個
全部見つけるまでの時間	分　秒

正

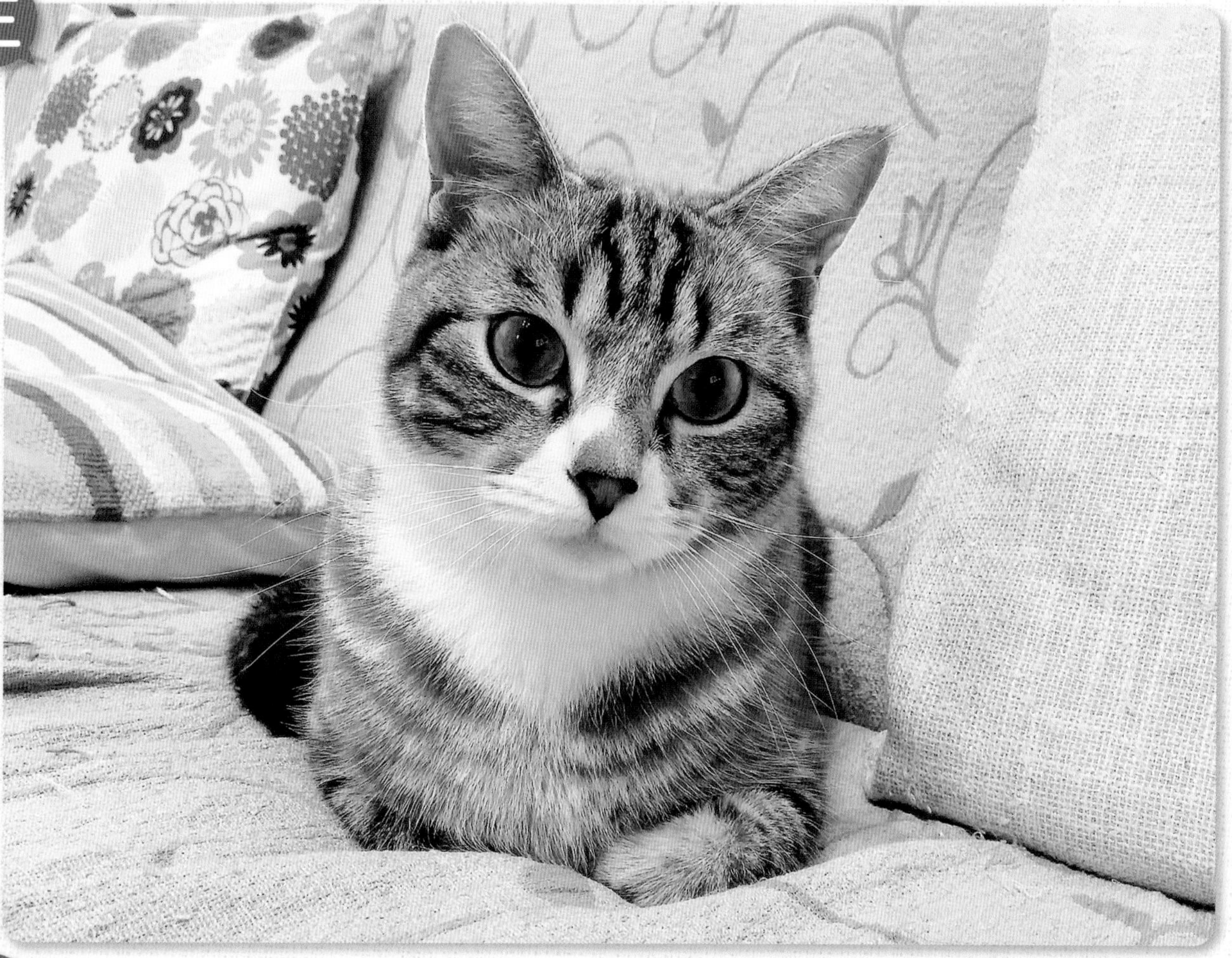

誤

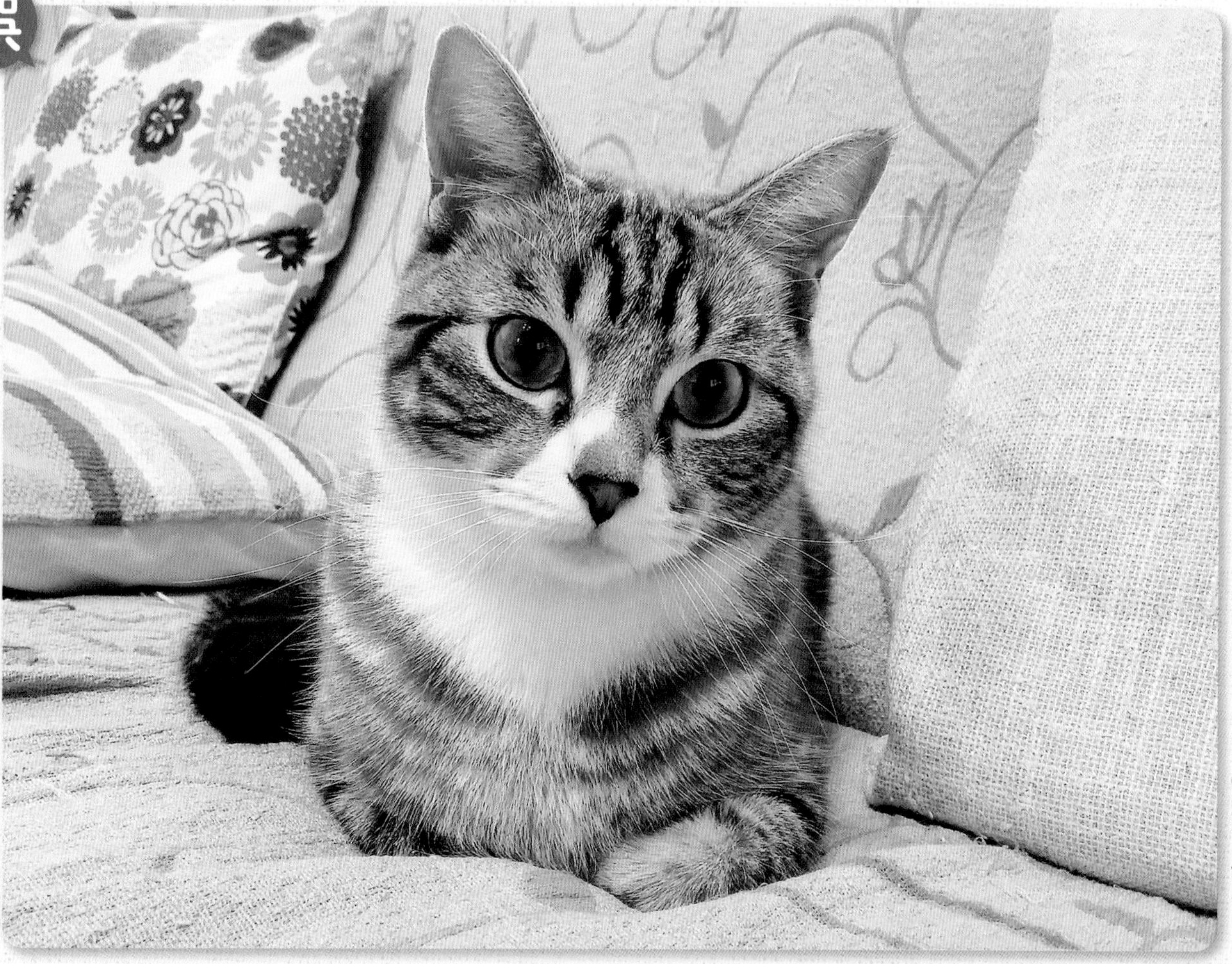

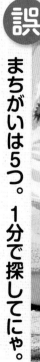

まちがいは5つ。1分で探してにゃ。

➡解答は70ページ

54 お嬢ねこ

そんなもので喜ぶと
思ってらして？

1分で見つけた数		個
全部見つけるまでの時間	分	秒

正

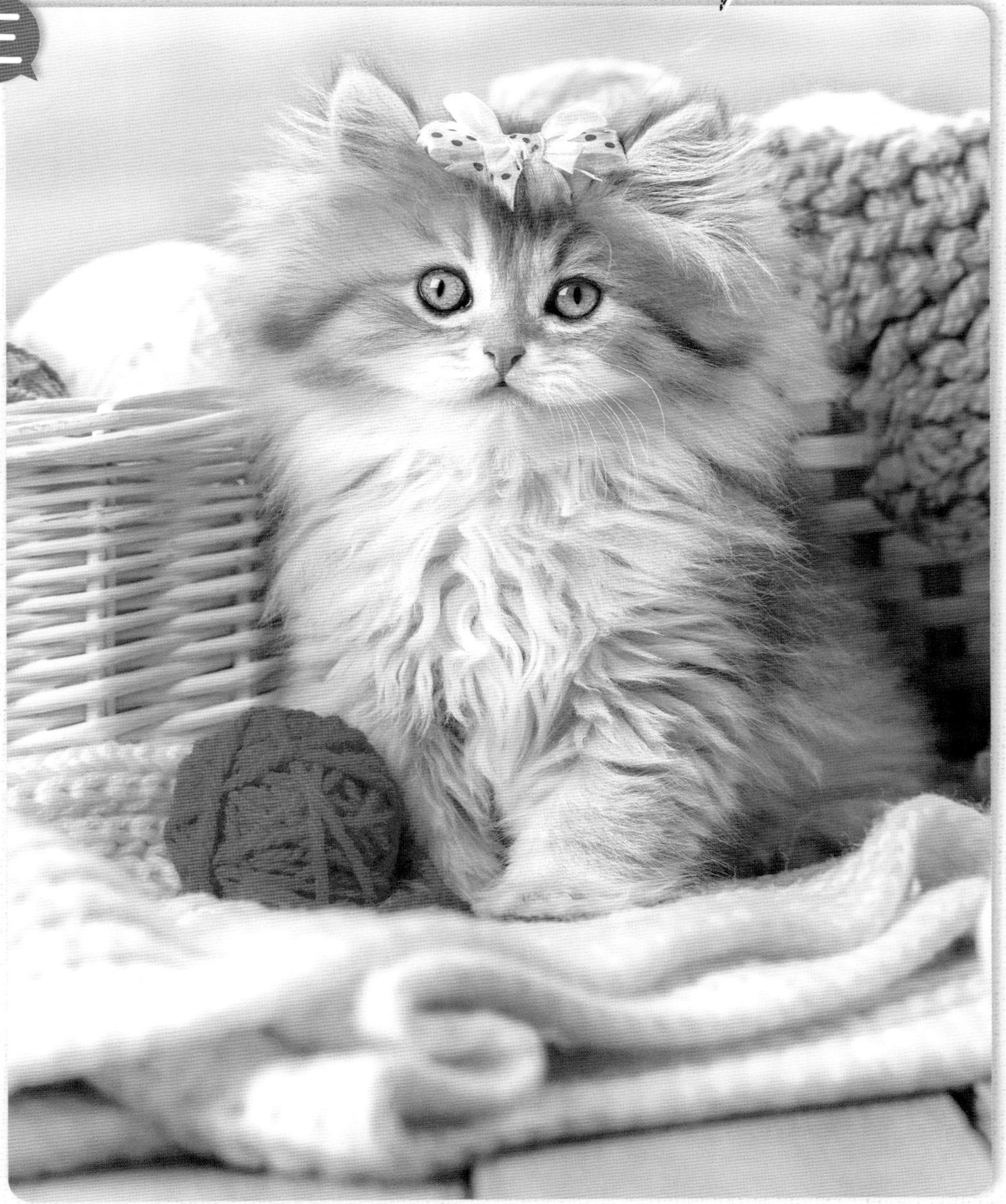

誤

まちがいは5つ。1分で探してにゃ。

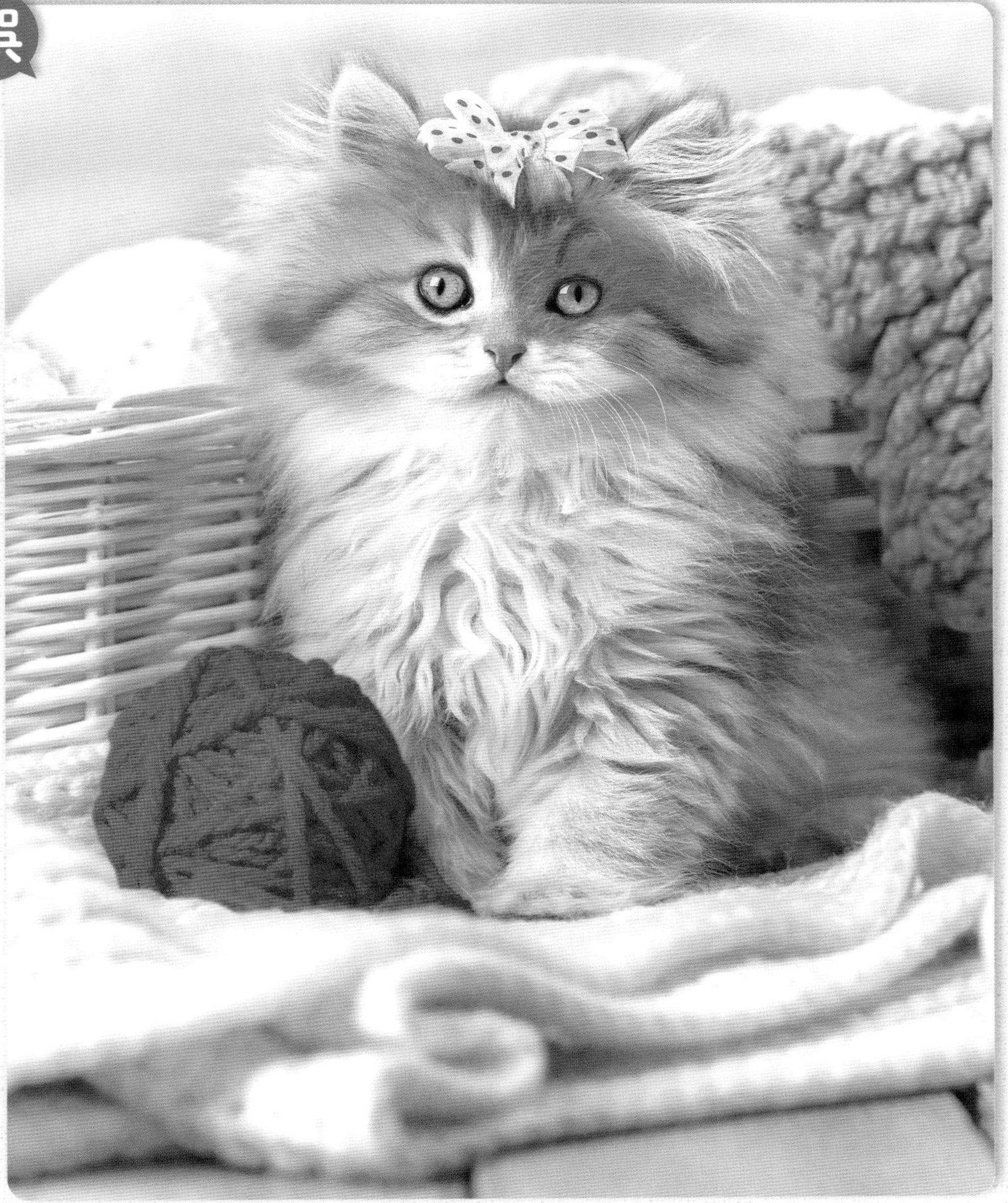

➡解答は71ページ

55 寝かしつけ失敗ねこ

1分で見つけた数	個
全部見つけるまでの時間	分　秒

正

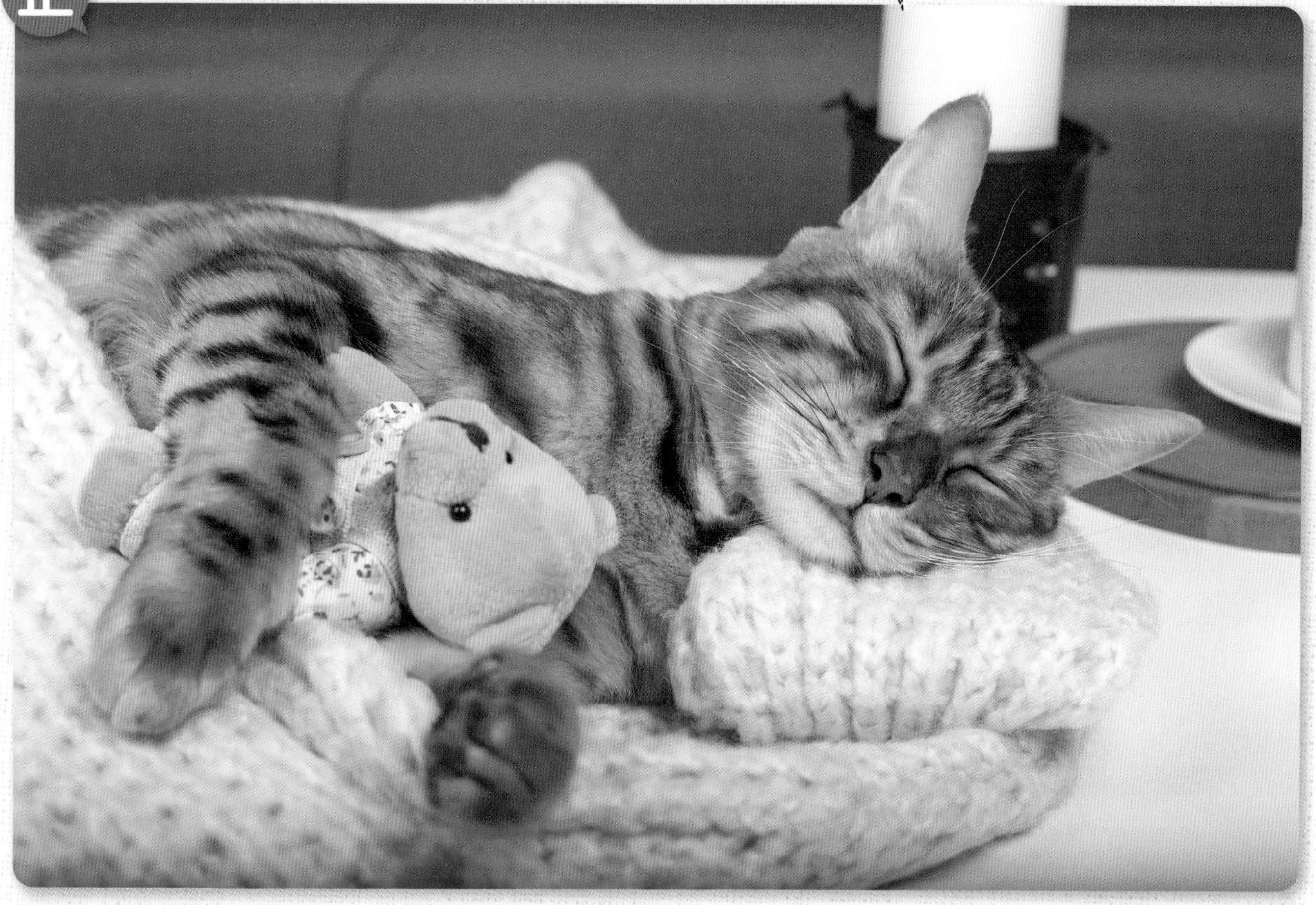

誤　まちがいは5つ。1分で探してにゃ。

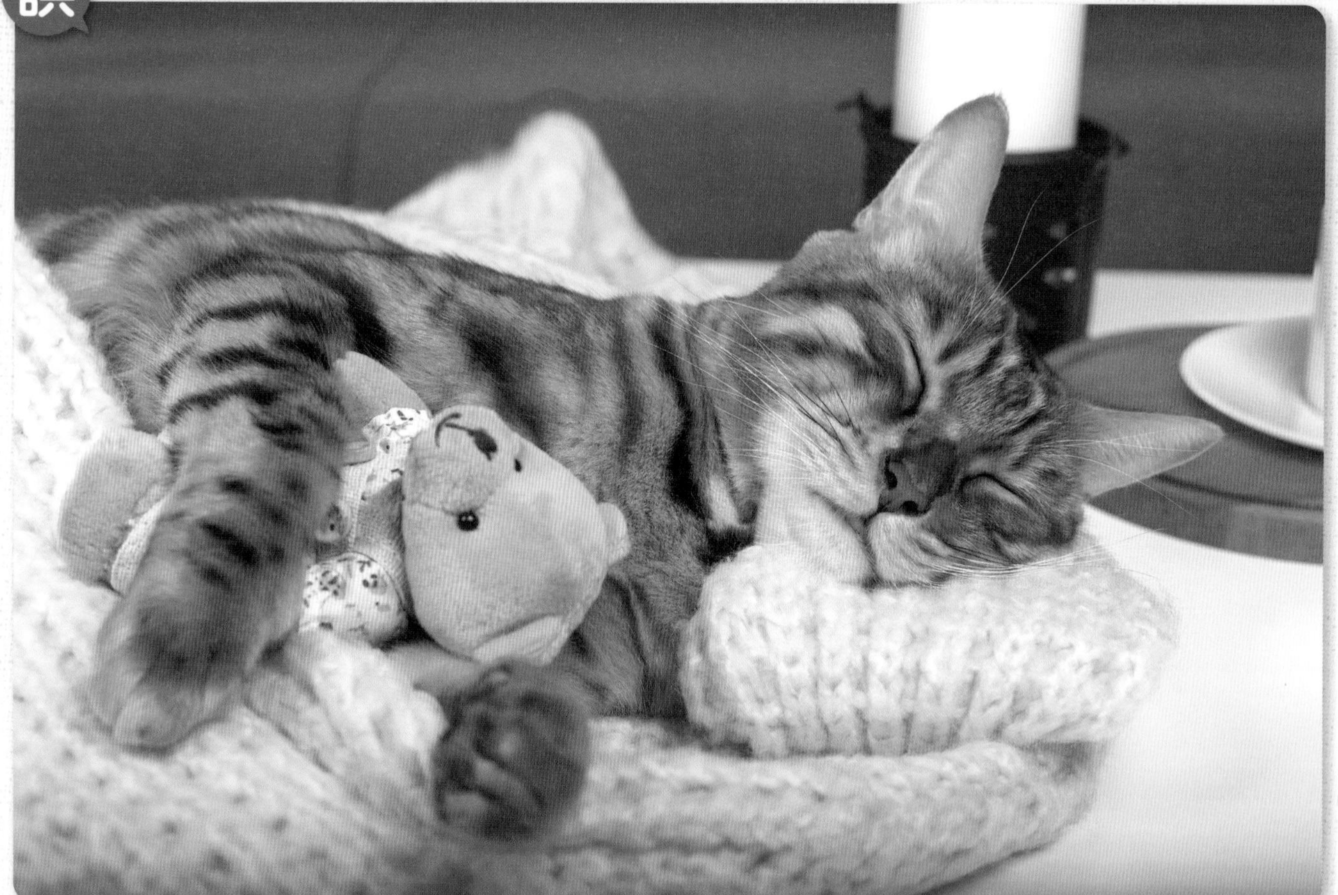

➡解答は71ページ

56 満喫ねこ

みなさん
お楽しみ中にゃ

1分で見つけた数	個
全部見つけるまでの時間	分　秒

正

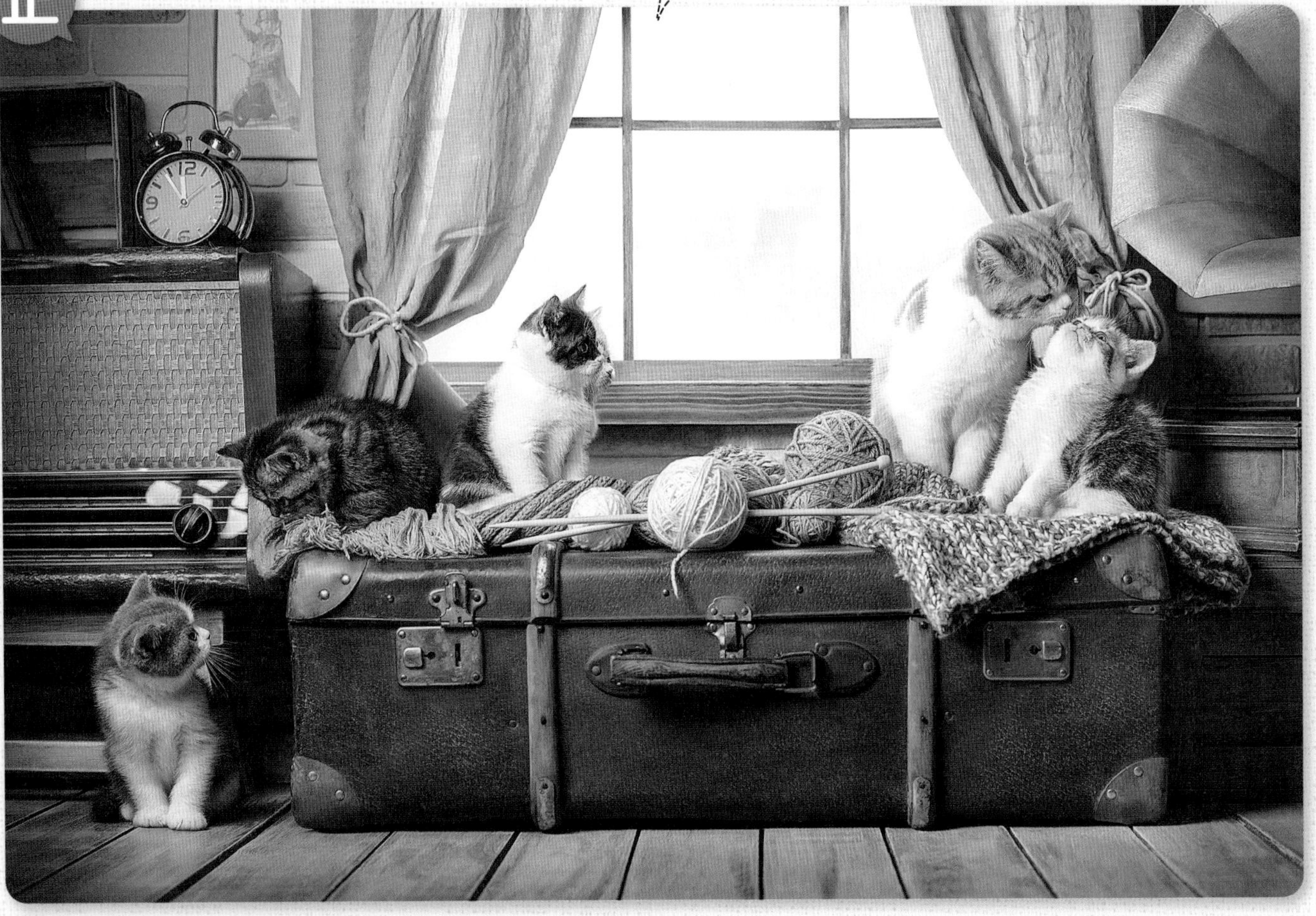

誤　まちがいは5つ。1分で探してにゃ。

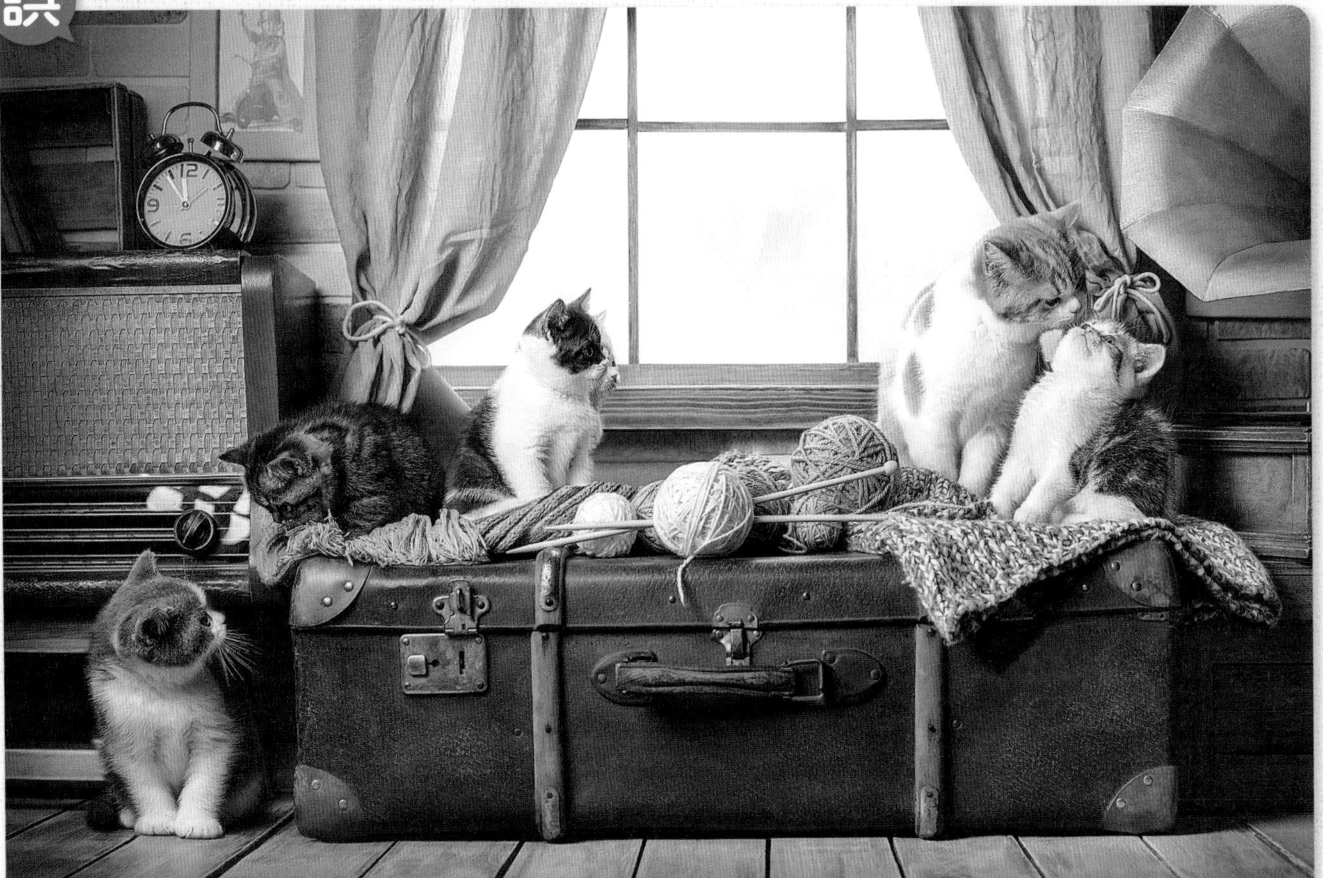

➡解答は71ページ

57 飼い主ねこ

1分で見つけた数	個	
全部見つけるまでの時間	分	秒

いぬさん
おあずけ！

正

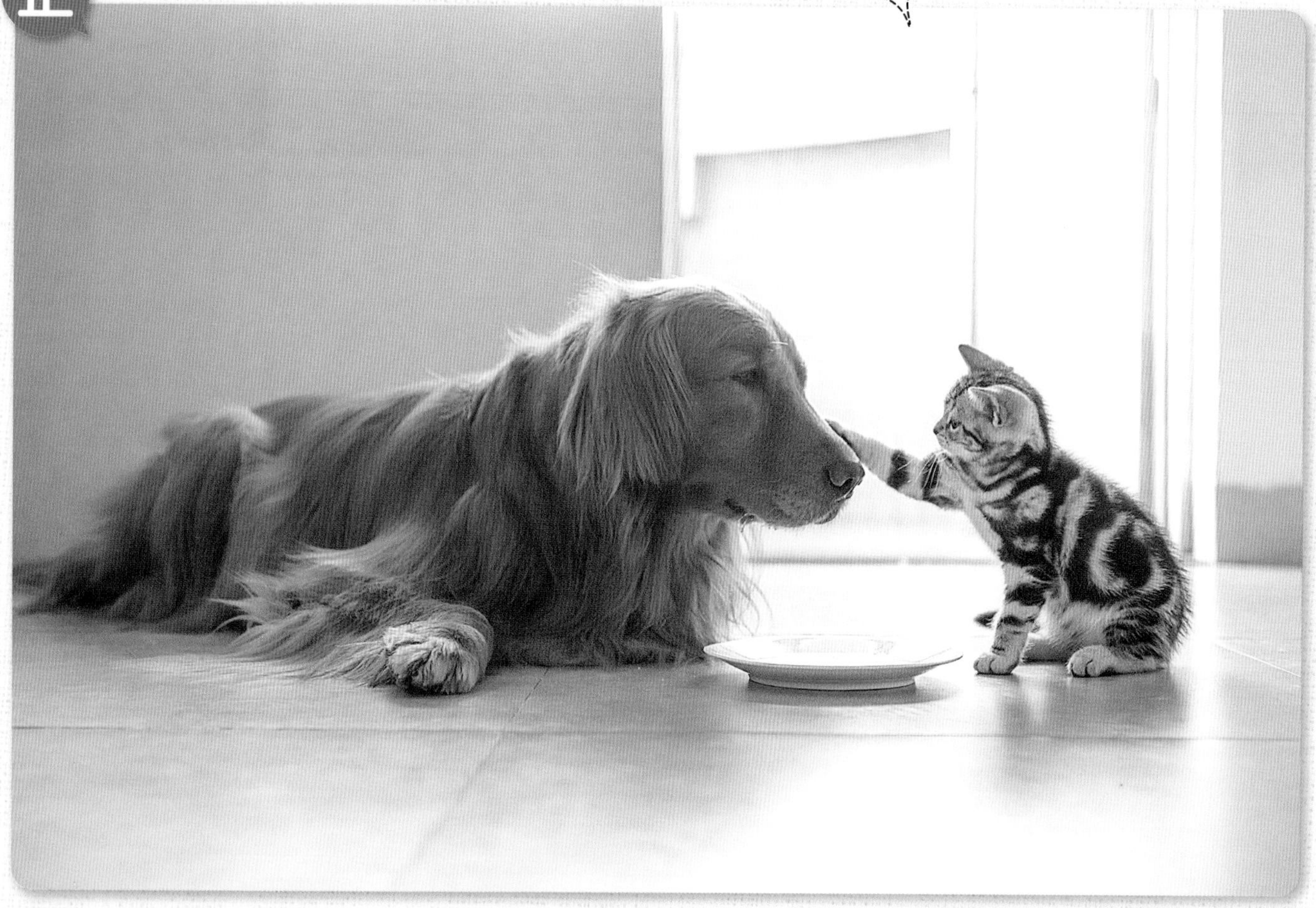

誤 まちがいは5つ。1分で探してにゃ。

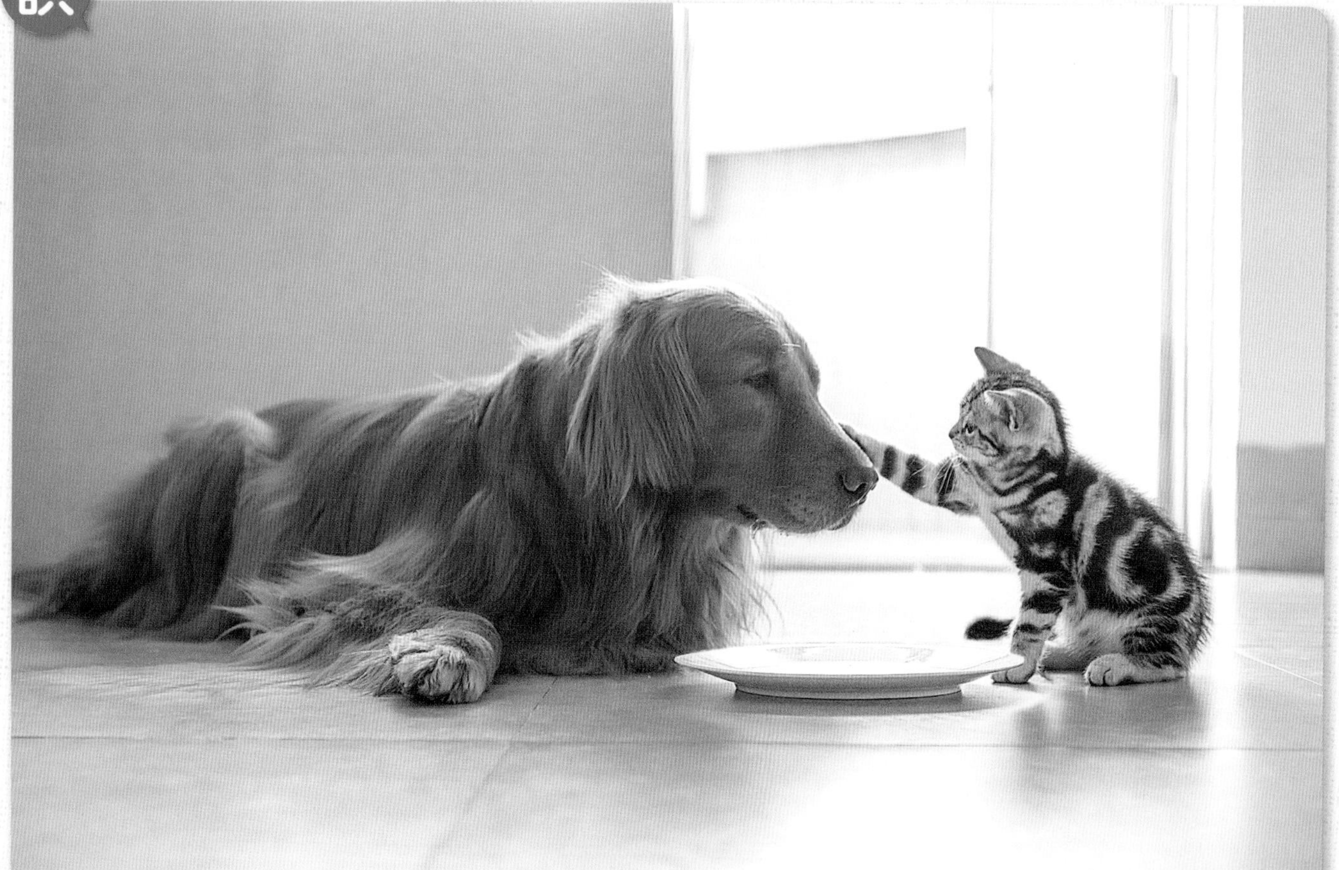

➡解答は71ページ

58 けんか両成敗ねこ

遊んでる
だけにゃ

1分で見つけた数	個
全部見つけるまでの時間	分　秒

正

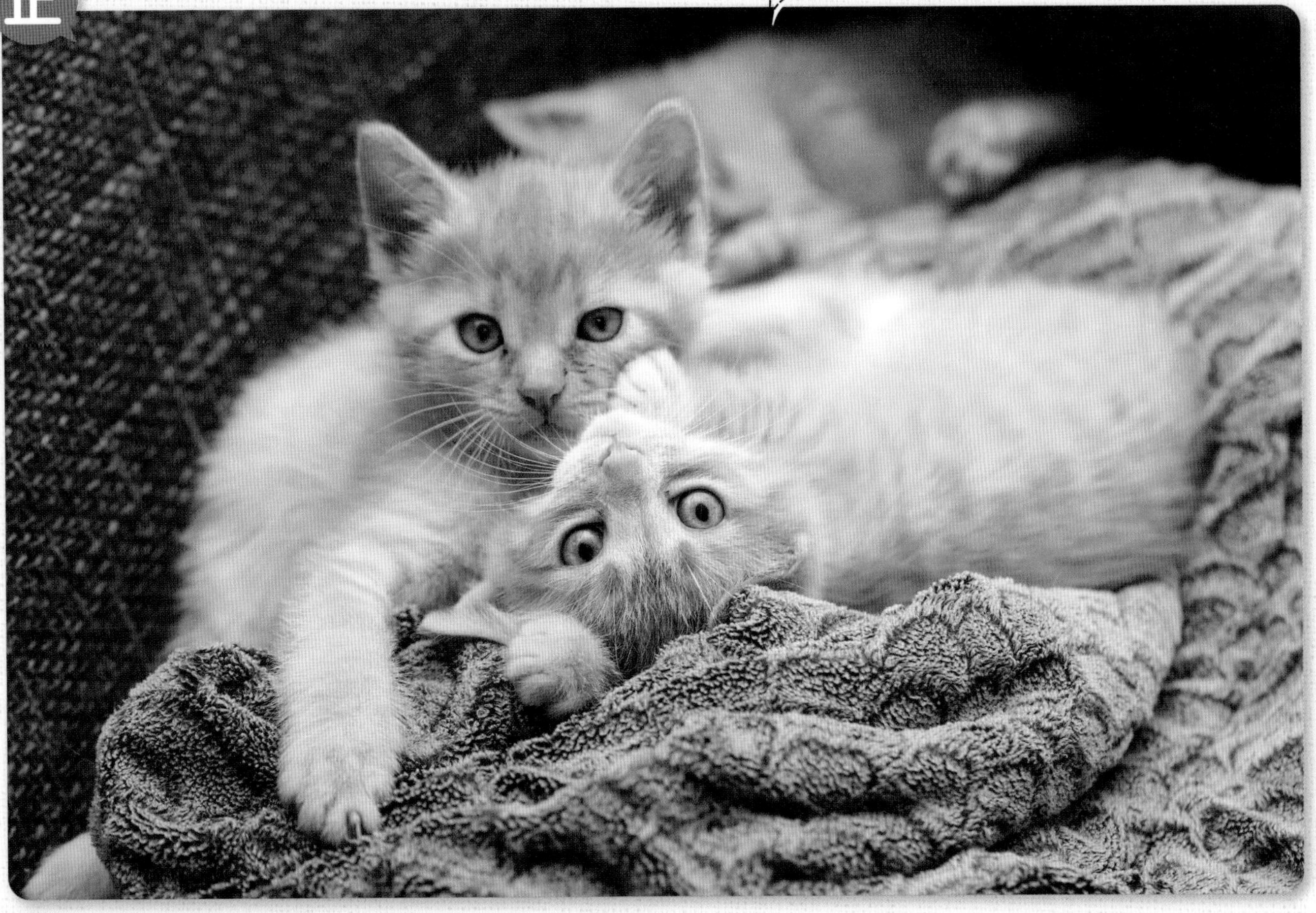

誤 まちがいは5つ。1分で探してにゃ。

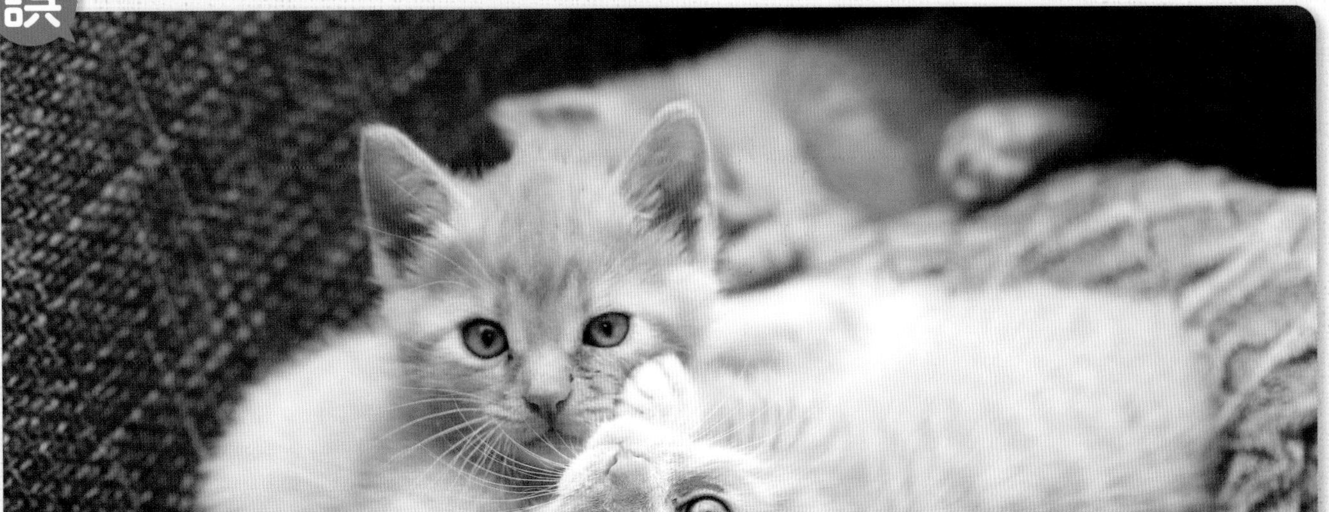

➡解答は71ページ

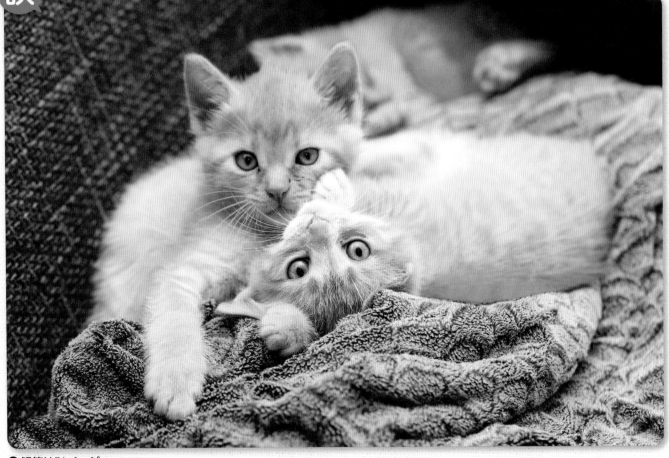

59 少女まんがねこ

1分で見つけた数	個
全部見つけるまでの時間	分　秒

キュン…♡

すきだよ

正

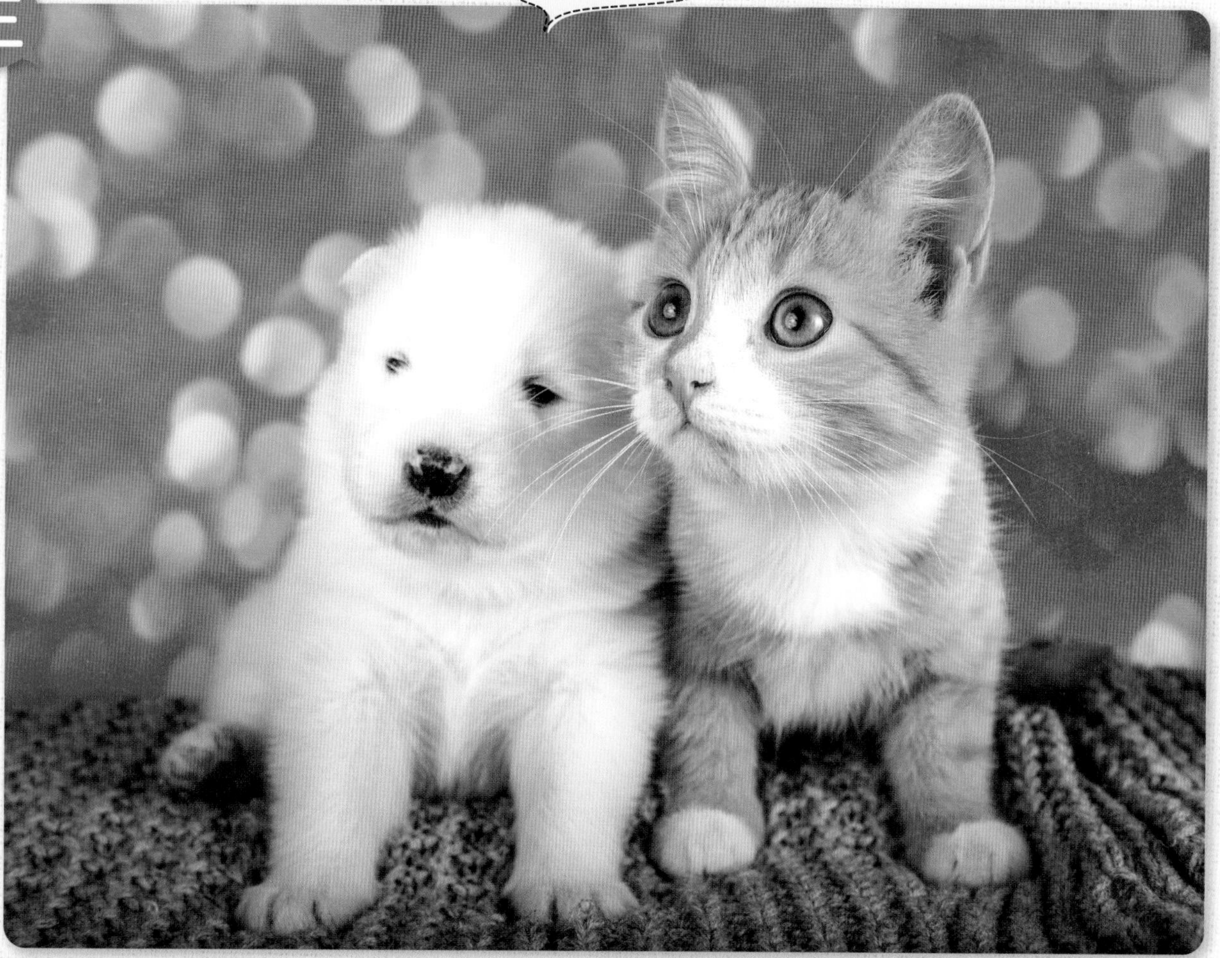

誤

まちがいは5つ。1分で探してにゃ。

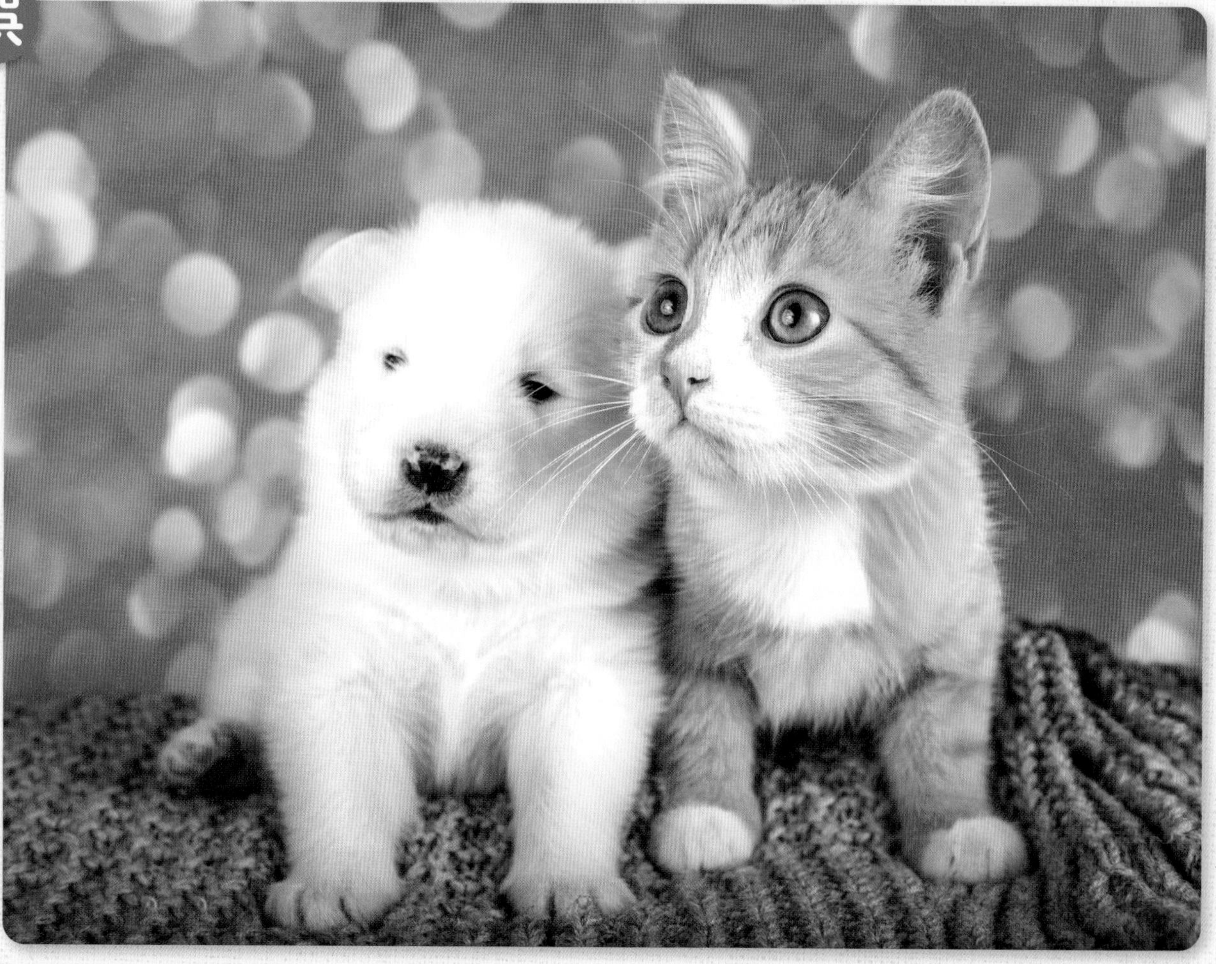

➡解答は71ページ

60 まだ遊びたいねこ

1分で見つけた数	個
全部見つけるまでの時間	分　秒

また遊んでね♡

正

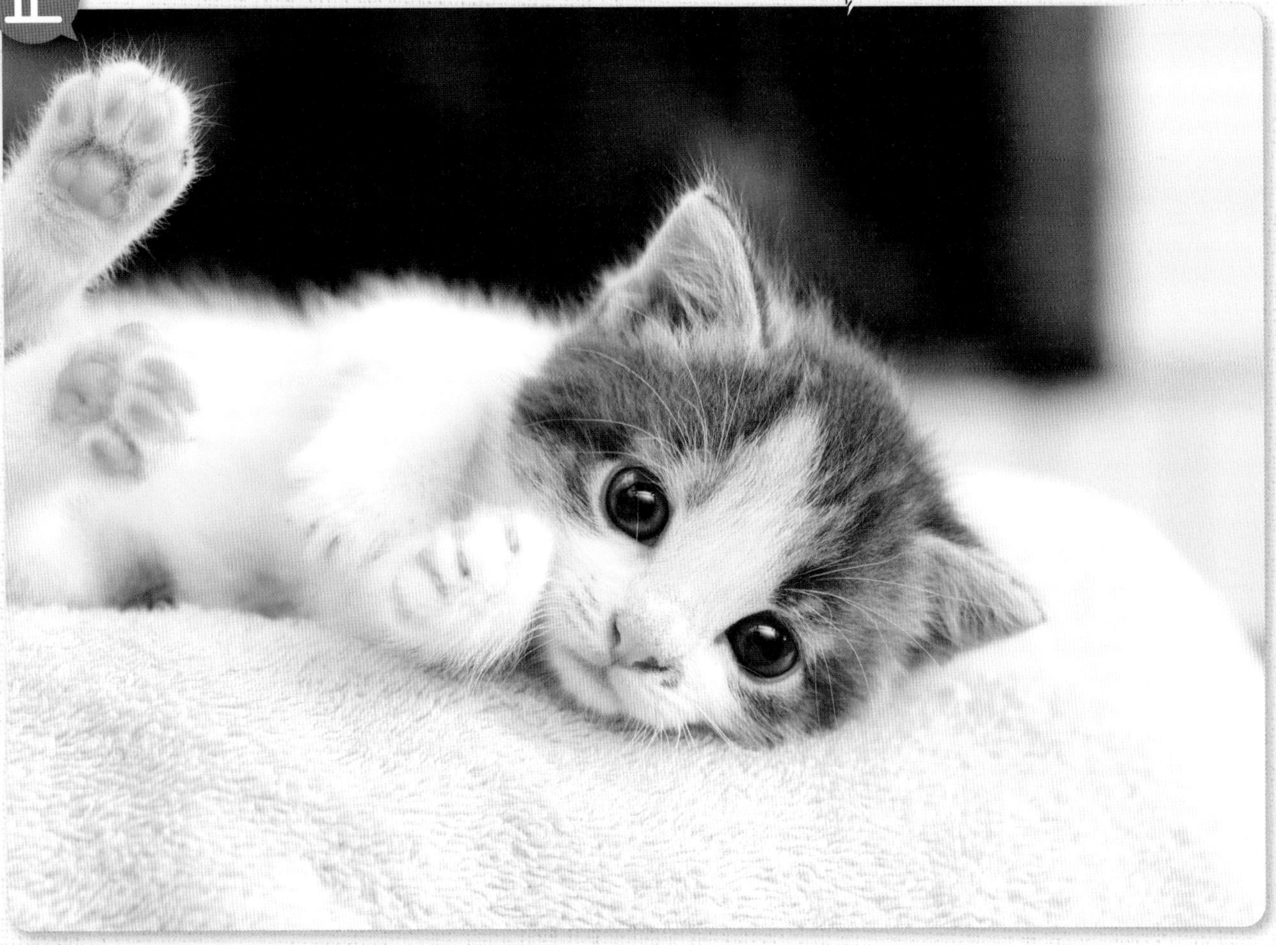

誤 まちがいは5つ。1分で探してにゃ。

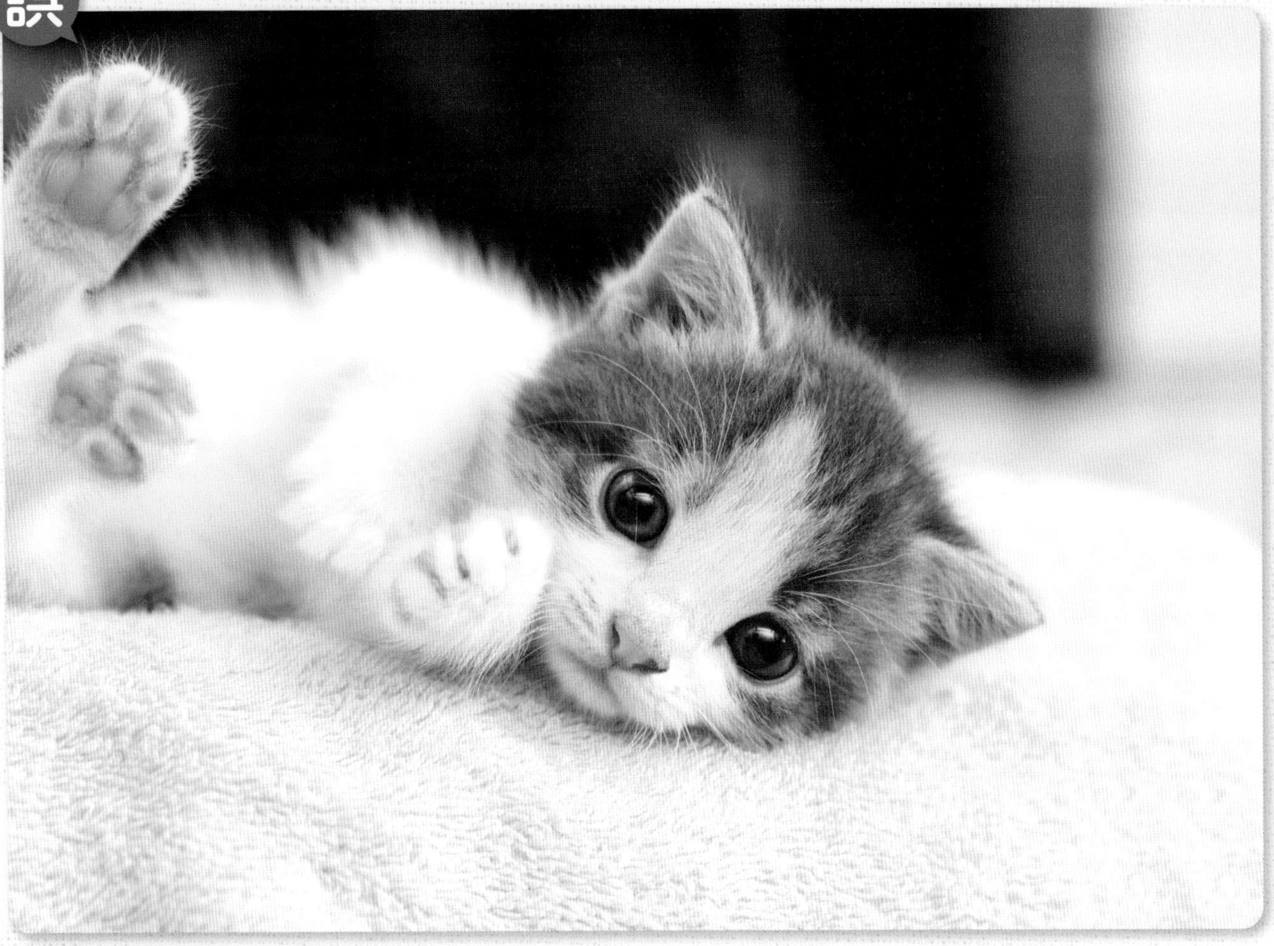

➡解答は71ページ

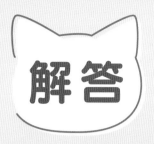

解答

※印刷による汚れ・カスレなどは間違いに含まれません。

❶プレゼントねこ（P5）

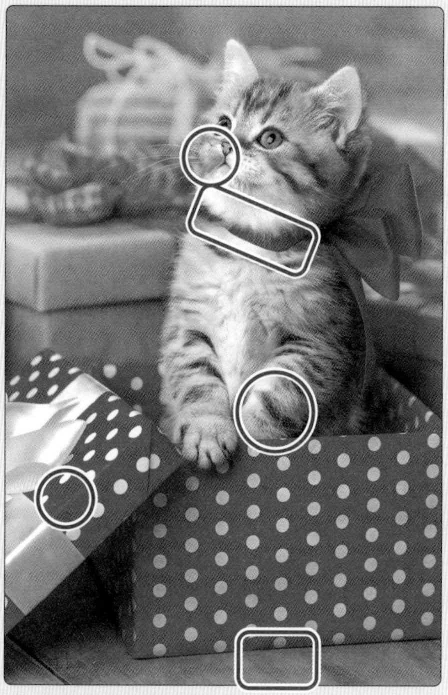

❷サウスポーねこ（P6）

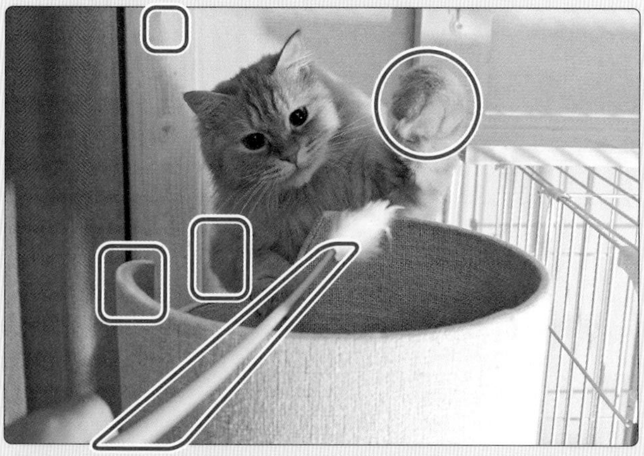

❸天使ねこ（P7）

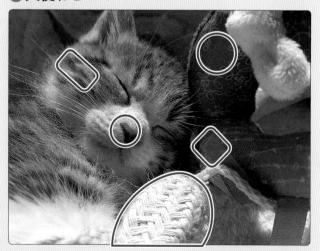

❹お花ねこ（P8）

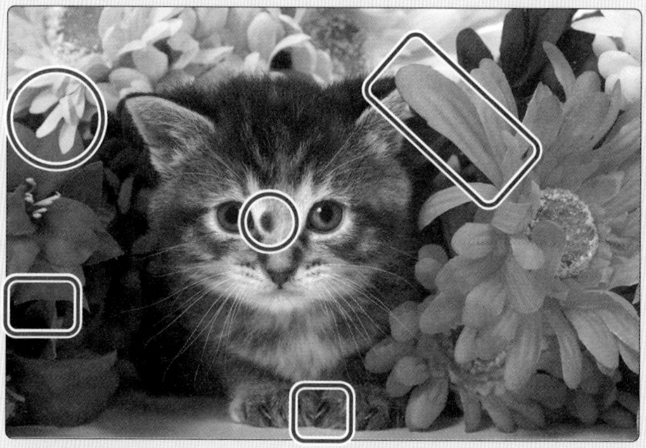

❺師匠ねこ（P9）

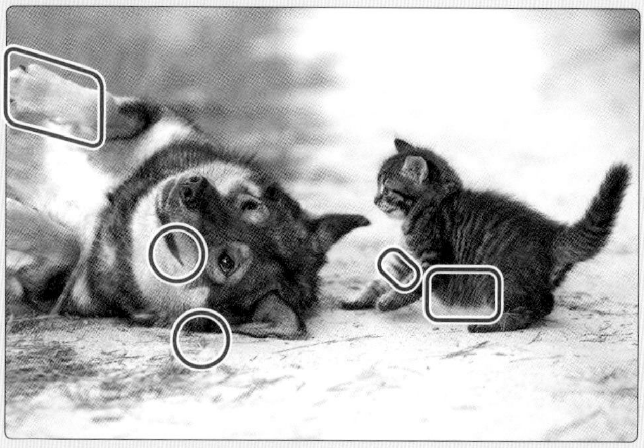

❻空気を読むねこ軍団（P10）

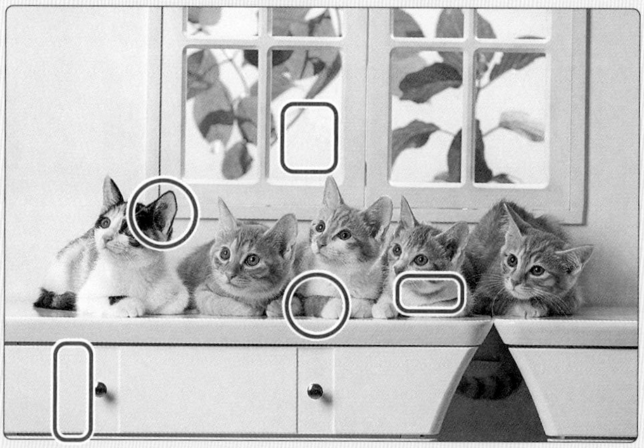

❼にゃんぎょ姫（P11）

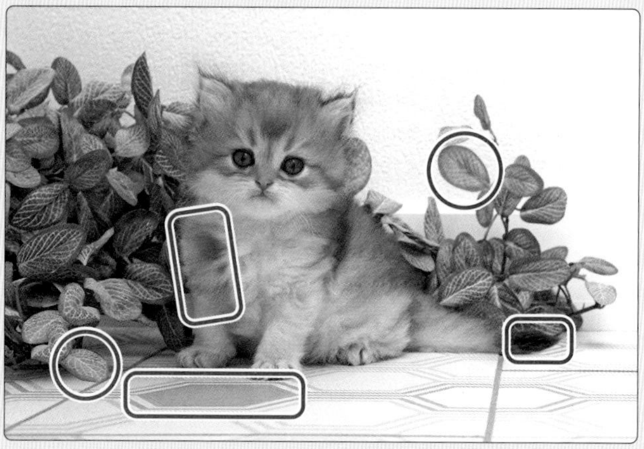

⑧星集めねこ（P12）

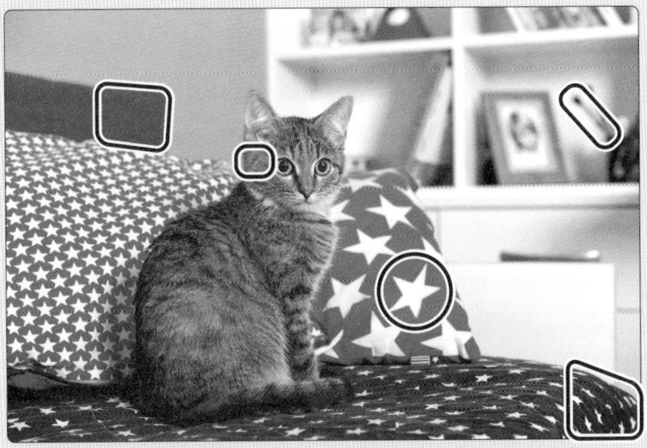

⑨あたためねこ（P13）

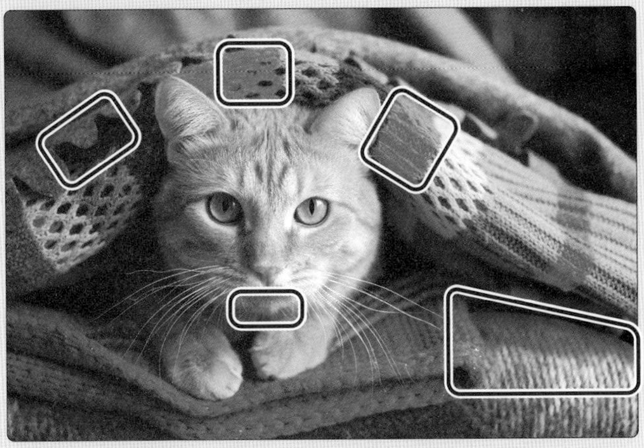

⑩びっくりねこ（P14）

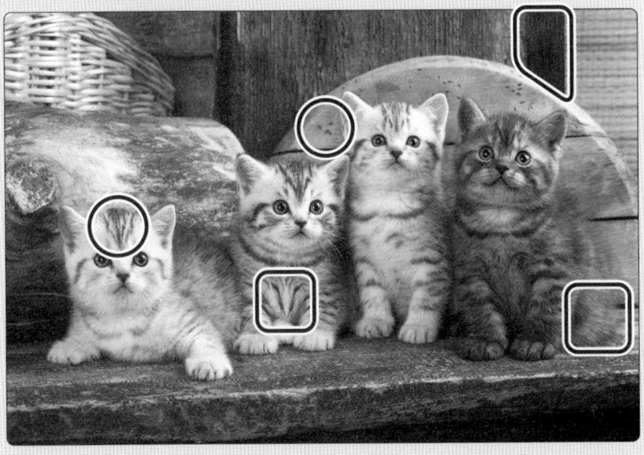

⑪にらみねこ（P15）

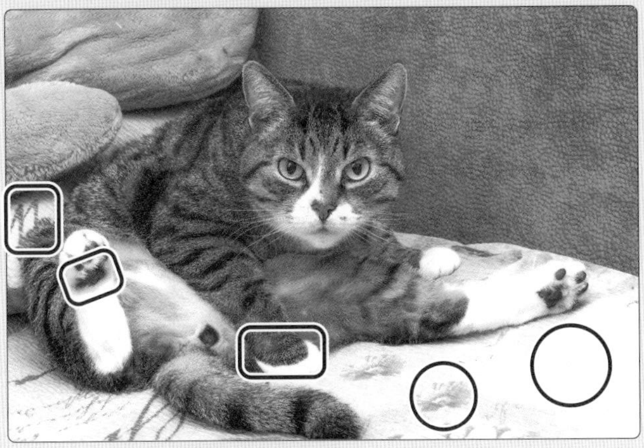

⑫先客ねこ（P16）

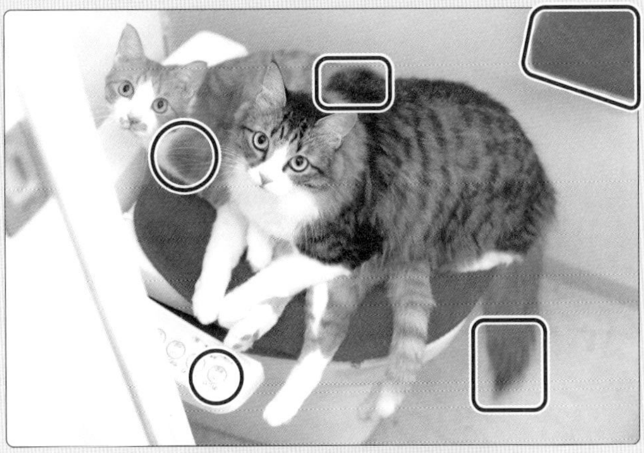

⑬スリッパねこ（P17）

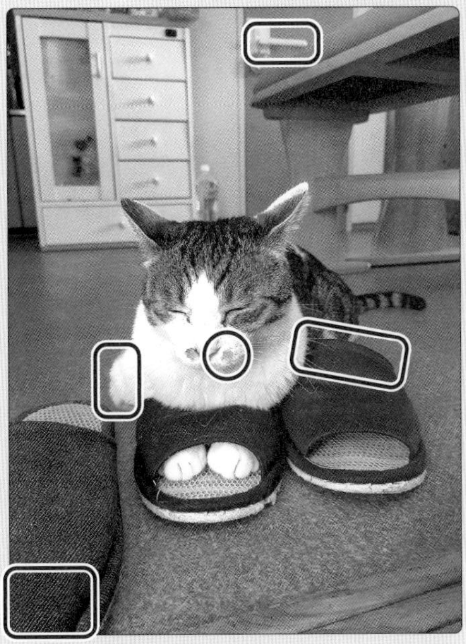

⑭仕事できすぎねこ（P18）

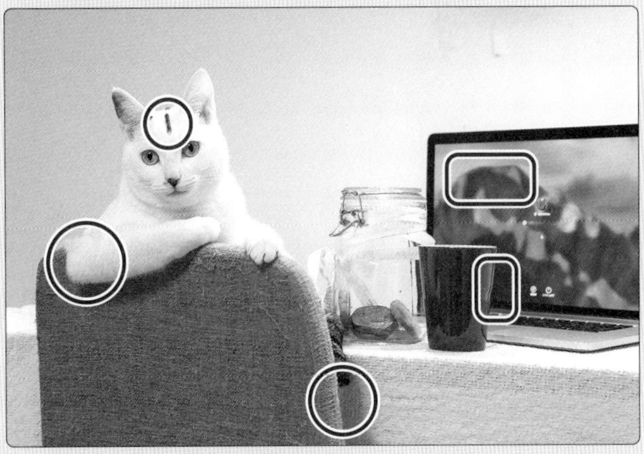

⑮バスガイドねこ（P19）

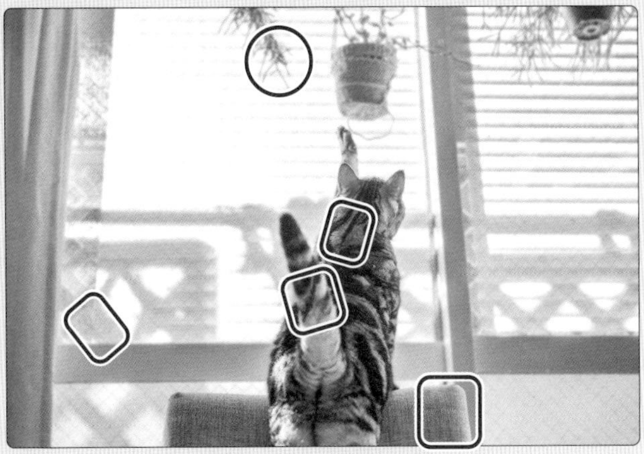

⑯モデルねこ（P20）

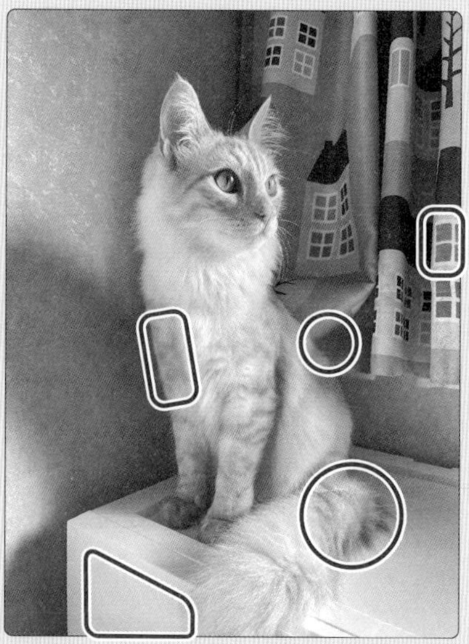

⑰占い師ねこ（P21）

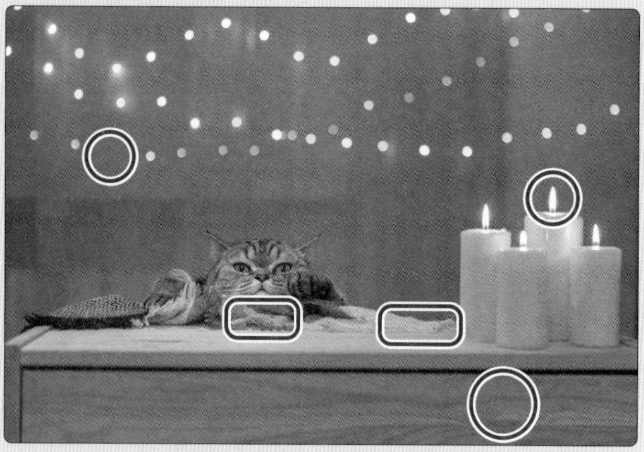

⑱ハムハムねこ（P22）

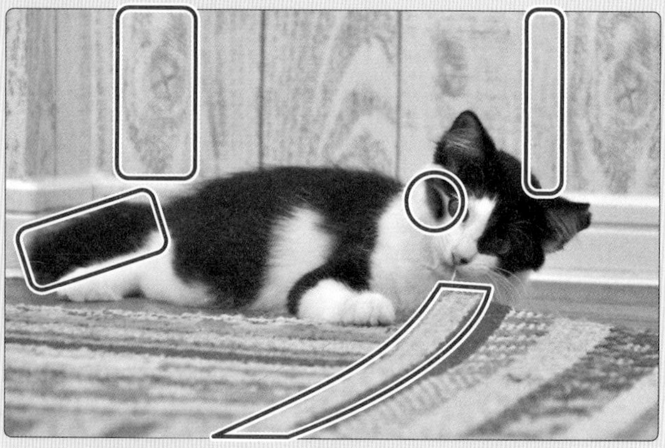

⑲むっちりねこ（P23）

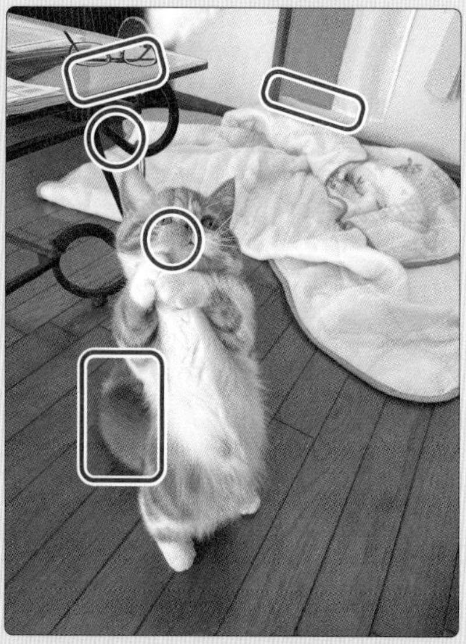

⑳現行犯ねこ（P24）

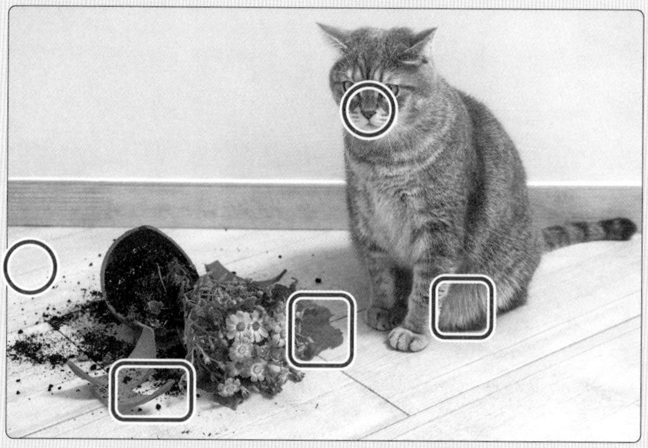

㉑サンタ見習いねこ（P25）

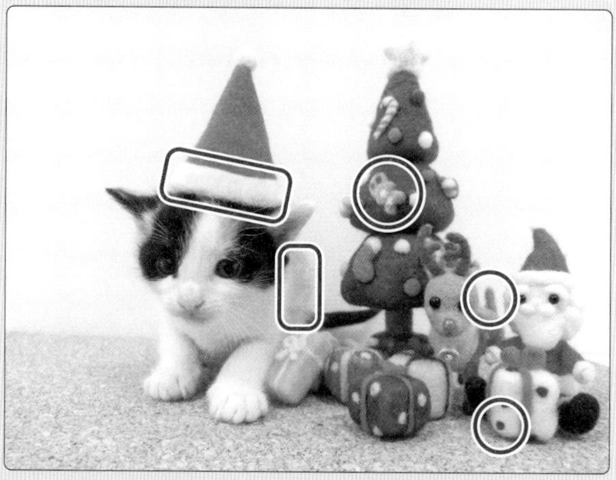

㉒パーティーにゃんこ（P26）

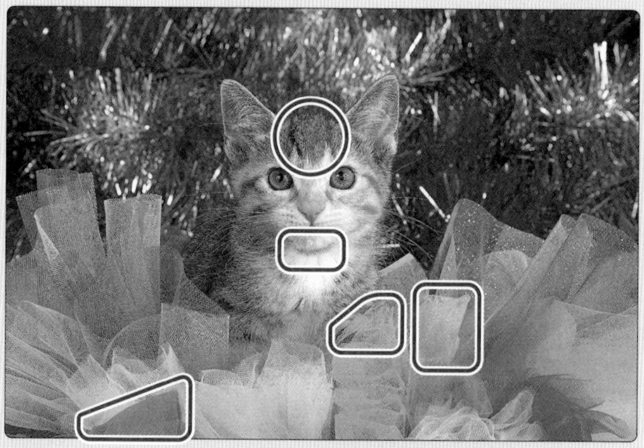

㉓おばけねこ（P27）

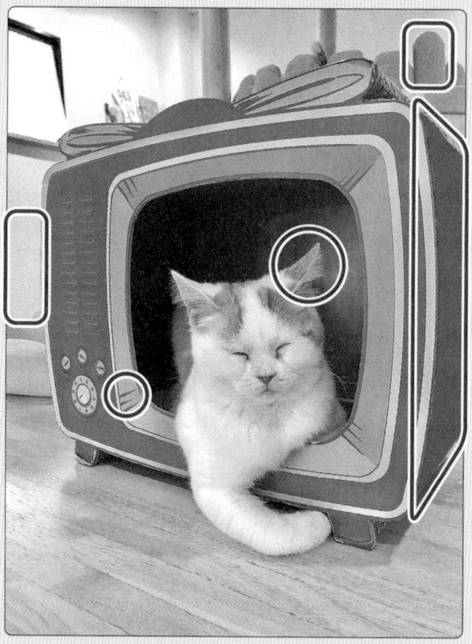

㉔おねぼけねこ（P28）

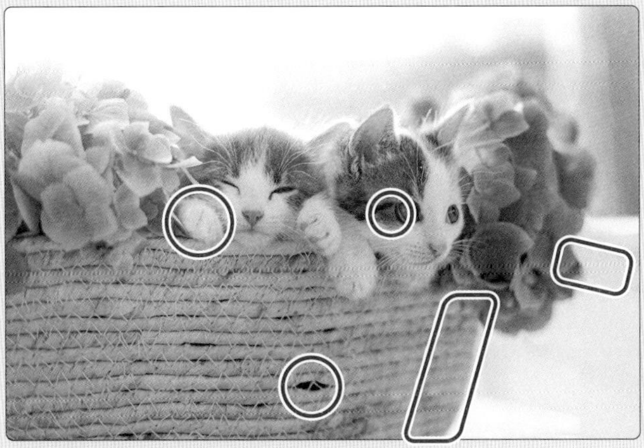

㉕重役出勤ねこ（P29）

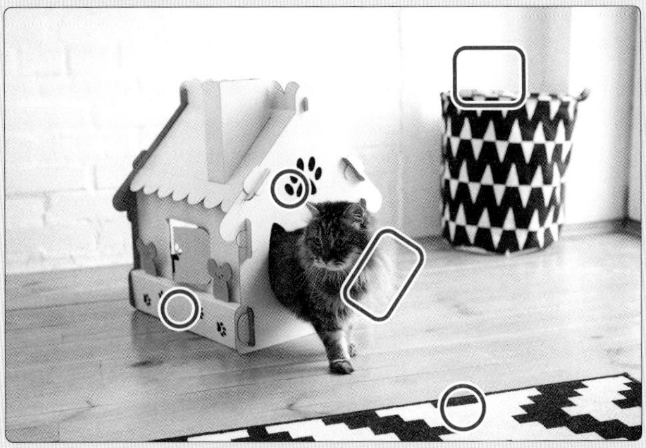

㉖ダラダラねこ（P30）

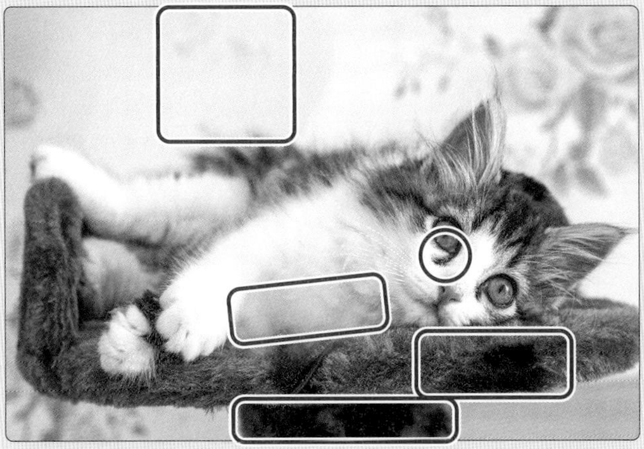

㉗残念ねこ（P31）

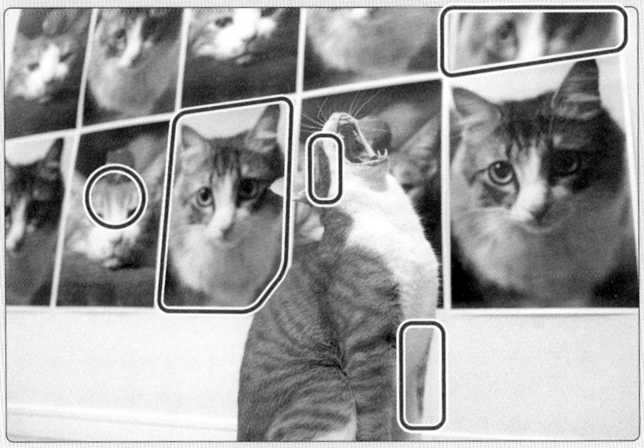

㉘箱入りにゃんこ（P32）

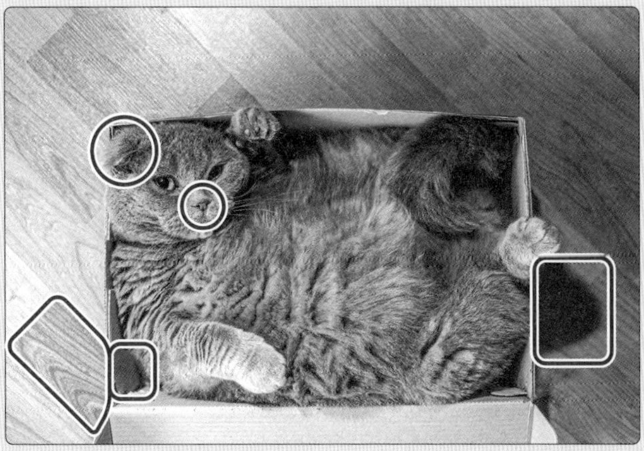

㉙静止ねこ（P33）

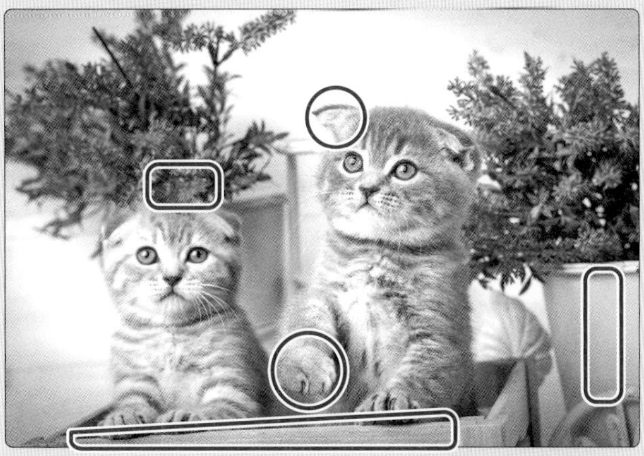

㉚幸せの極みねこ（P34）

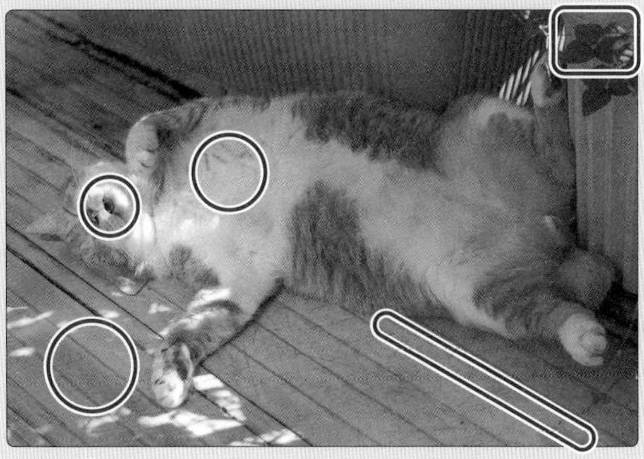

㉛あきれねこ（P35）

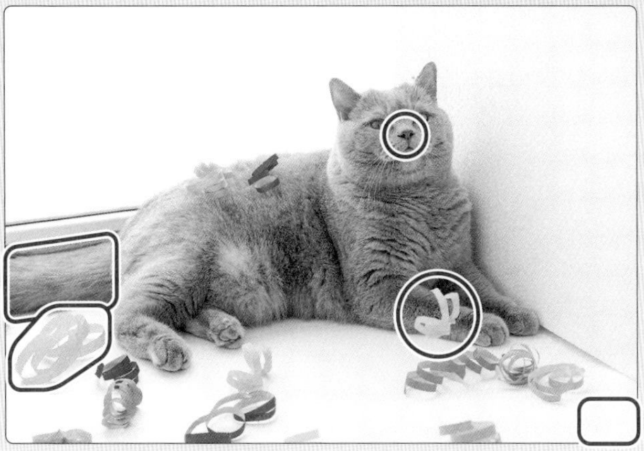

㉜お疲れねこ（P36）

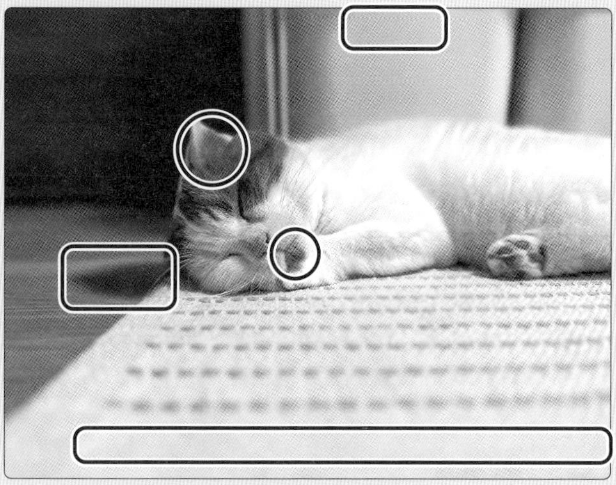

㉝優雅ねこ（P37）

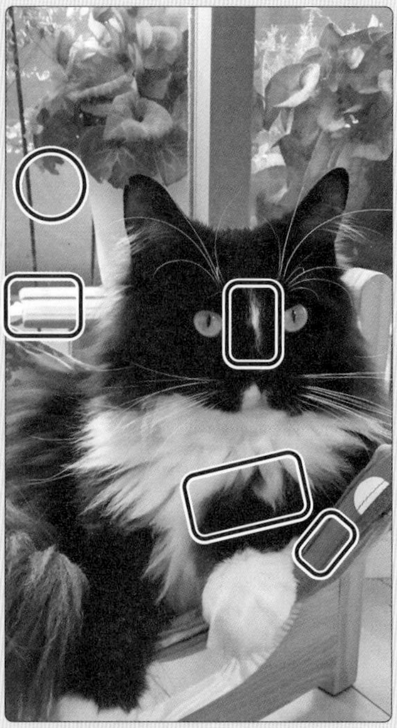

㉞ニコイチねこ（P37）

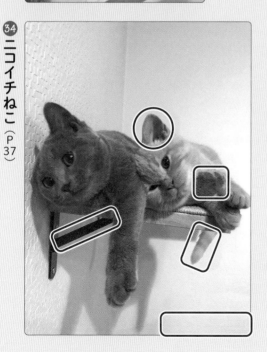

㉟気まずいねこ（P38）

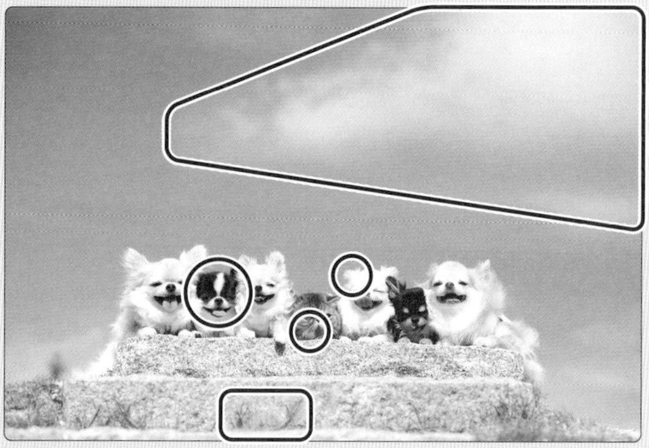

㊱手のひらサイズねこ（P39）

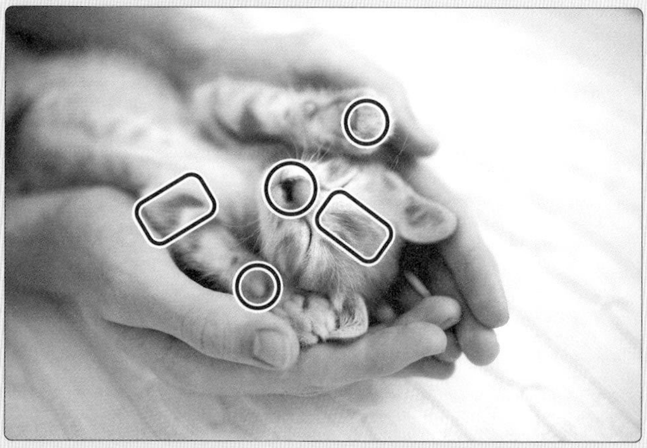

㊲見守りねこ（P40）

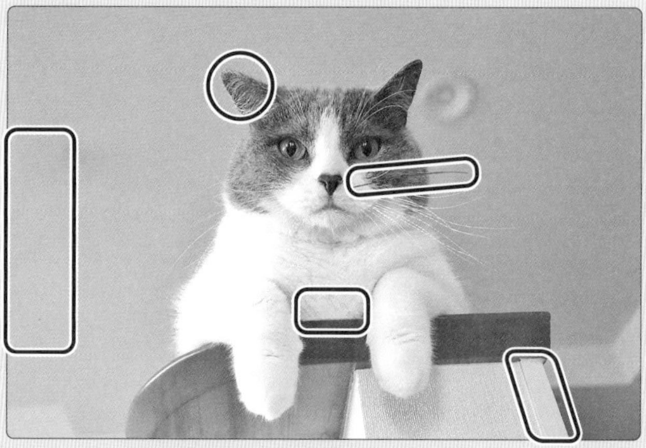

㊳いい夢みてねこ（P41）

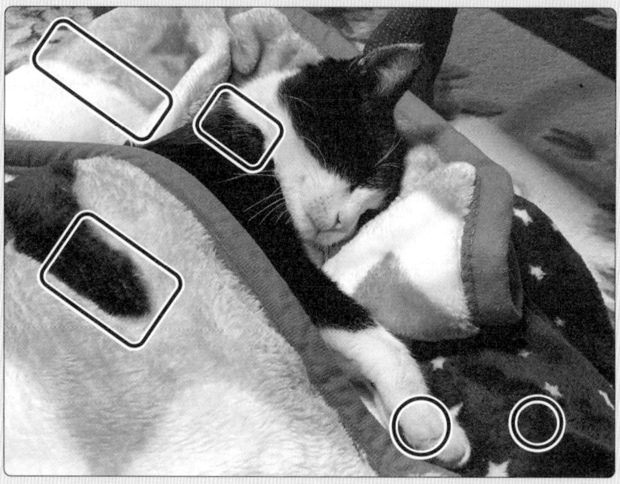

㊴お茶くみねこ（P42）

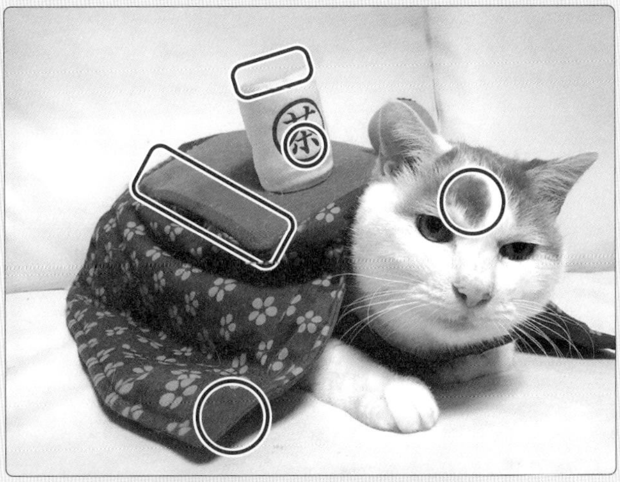

㊵ひょっこりねこ（P43）

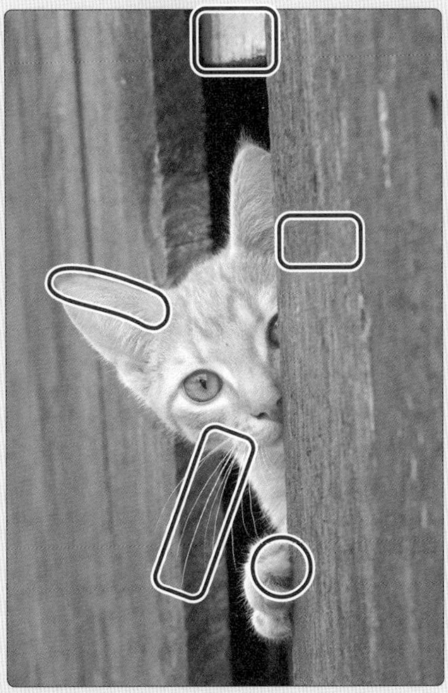

㊶寝ぼすけねこ（P44）

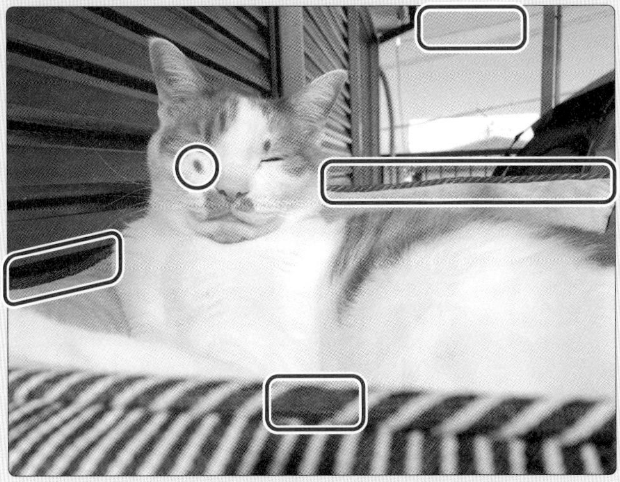

㊷食べ物の恨み怖いねこ（P45）

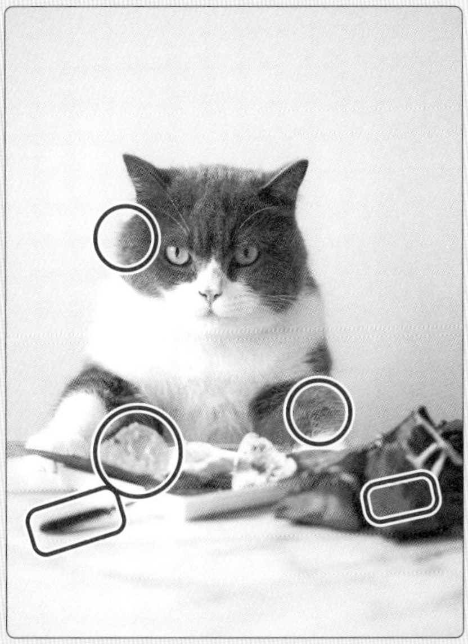

㊸ねこふんじゃったねこ（P46）

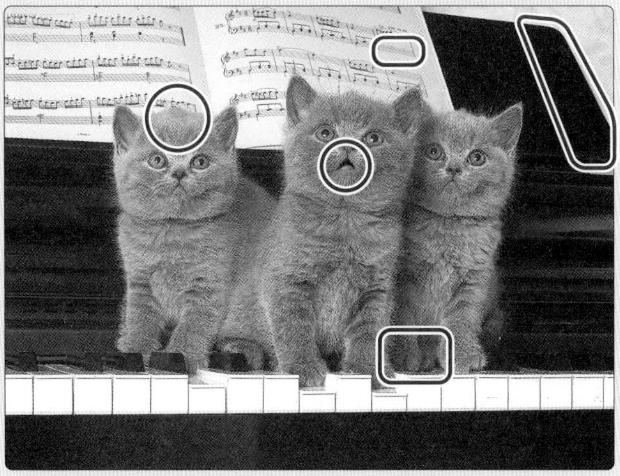

㊹すっぽりねこ（P47）

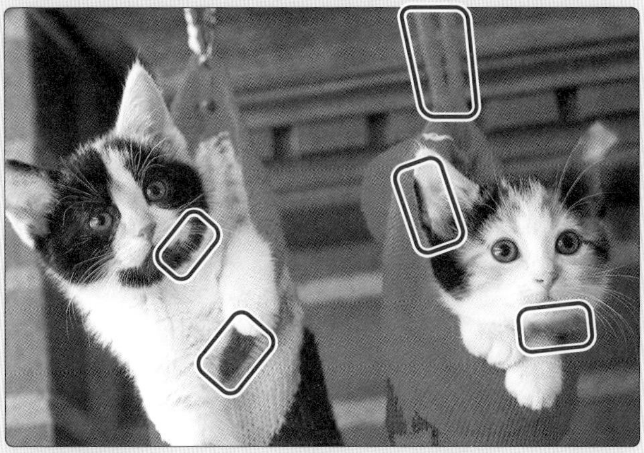

㊺催眠術ねこ（P48）

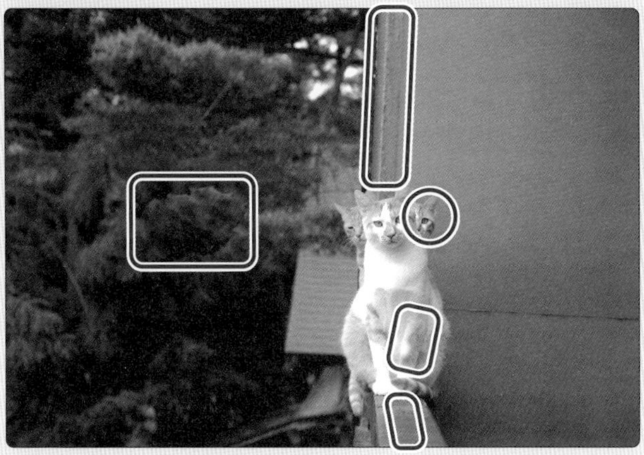

㊻請求ねこ（P49）

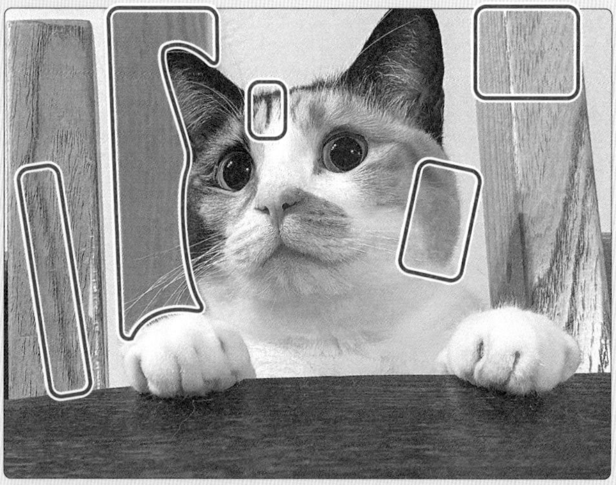

㊼映画ねこ（P50）

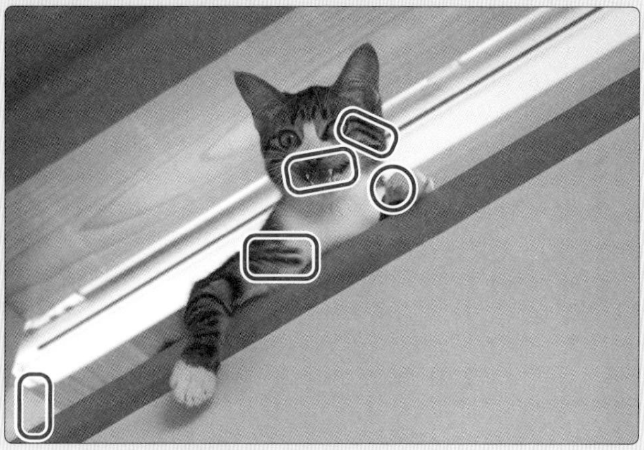

㊽つめとぎサボりねこ（P51）

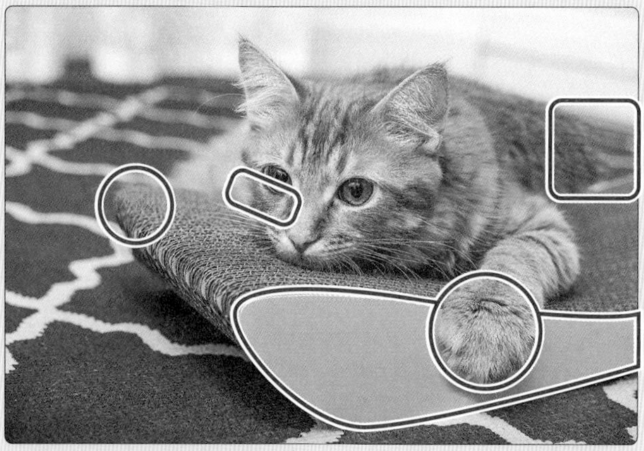

㊾クイズねこ（P52）

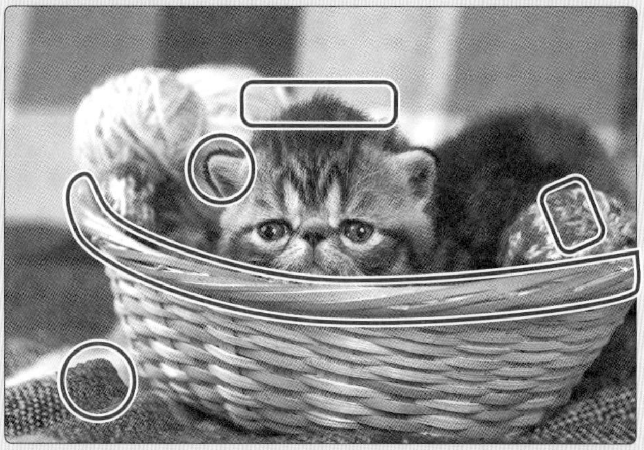

㊿察したねこ（P53）

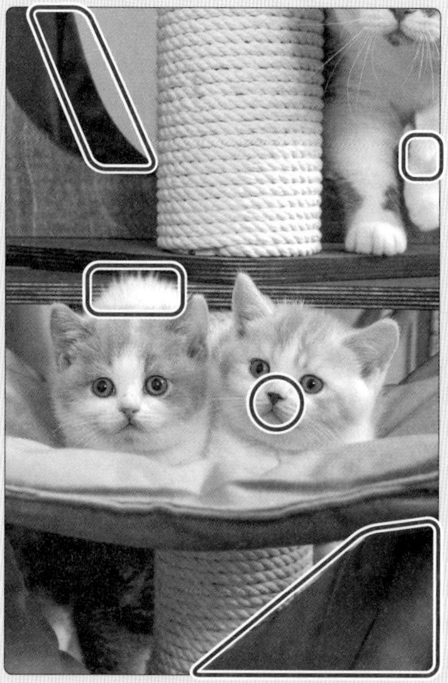

51スッキリしたいねこ（P54）

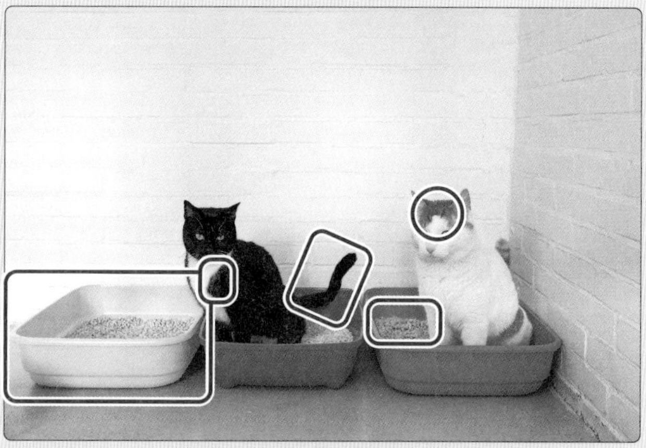

52DJねこ（P55）

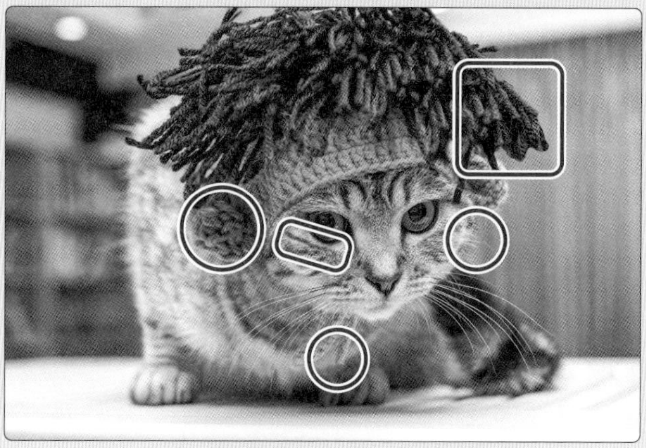

53人生相談ねこ（P56）

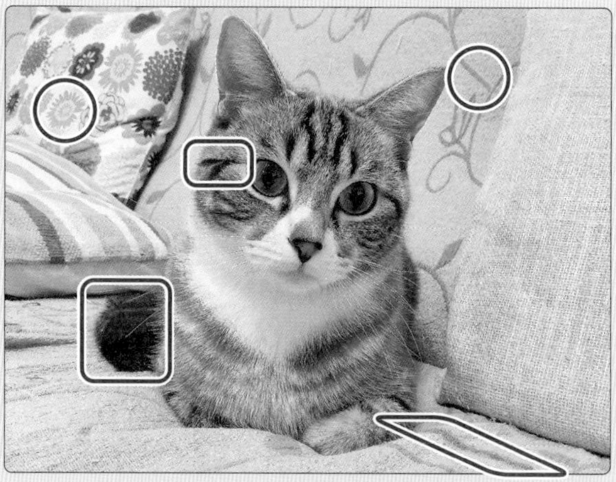

54 お嬢ねこ（P57）

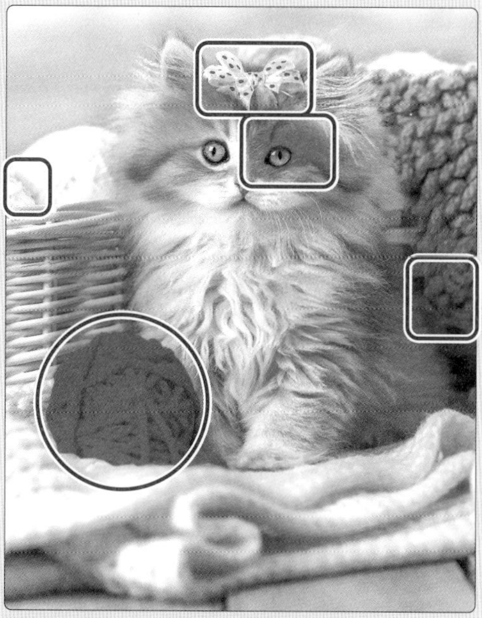

55 寝かしつけ失敗ねこ（P58）

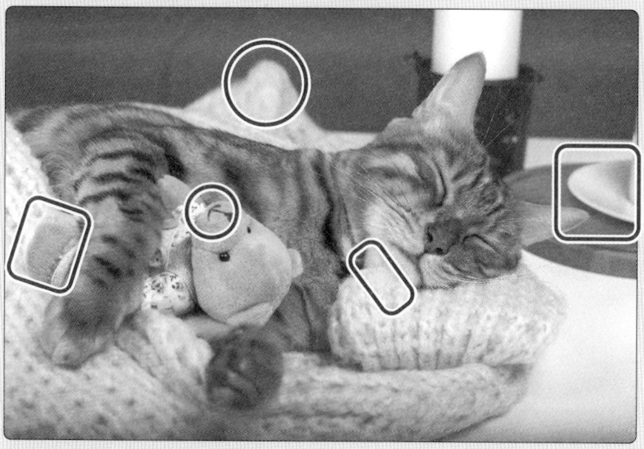

56 満喫ねこ（P59）

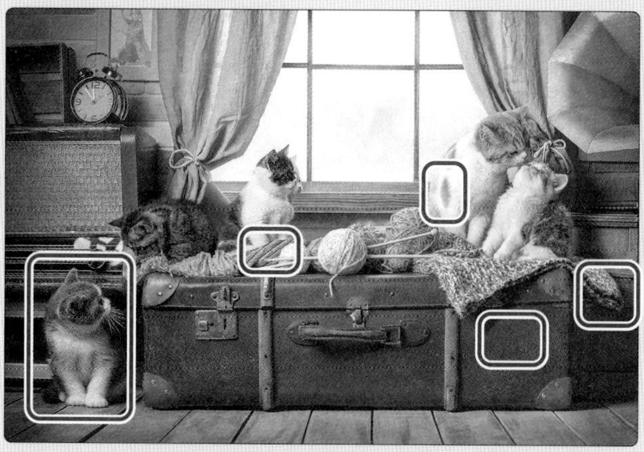

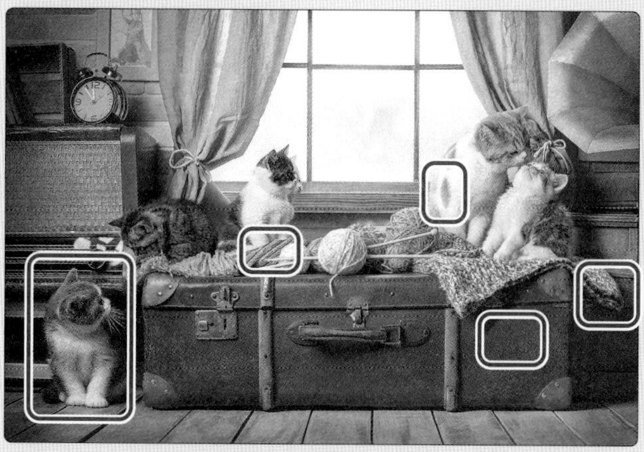

57 飼い主ねこ（P60）

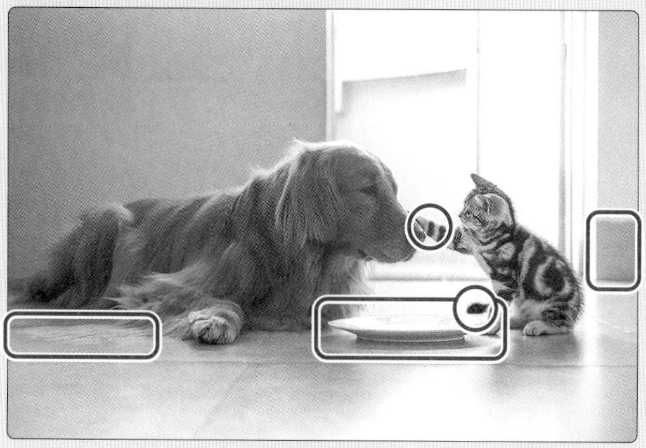

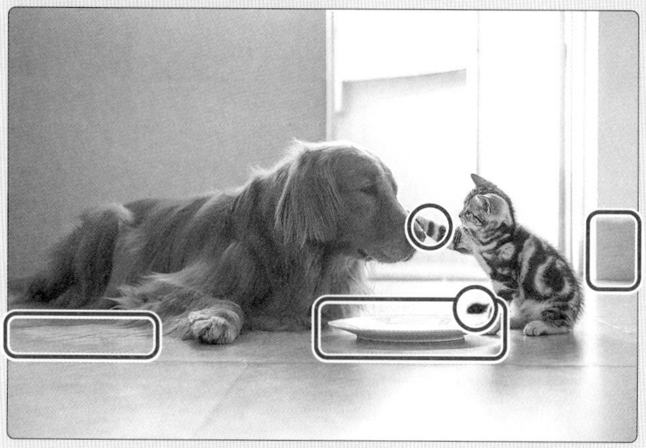

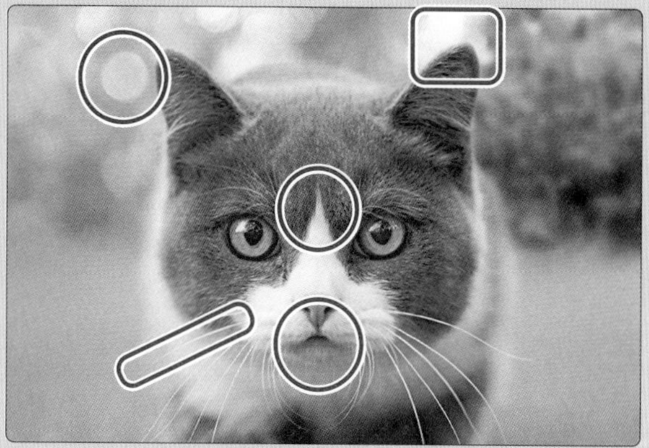

58 けんか両成敗ねこ（P61）

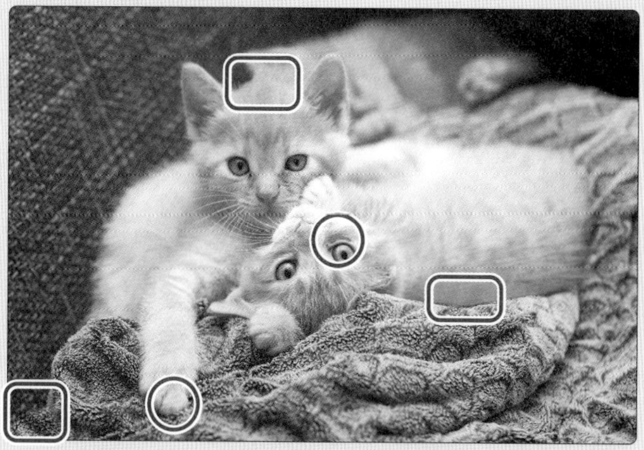

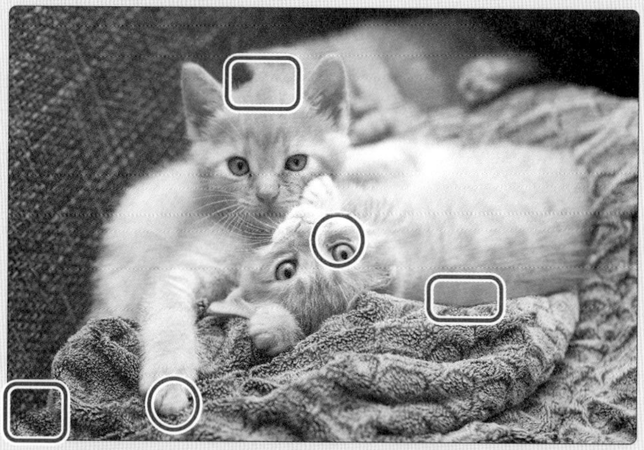

59 少女まんがねこ（P62）

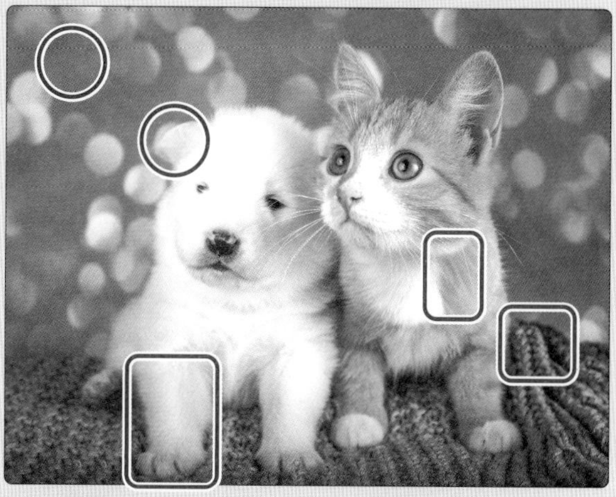

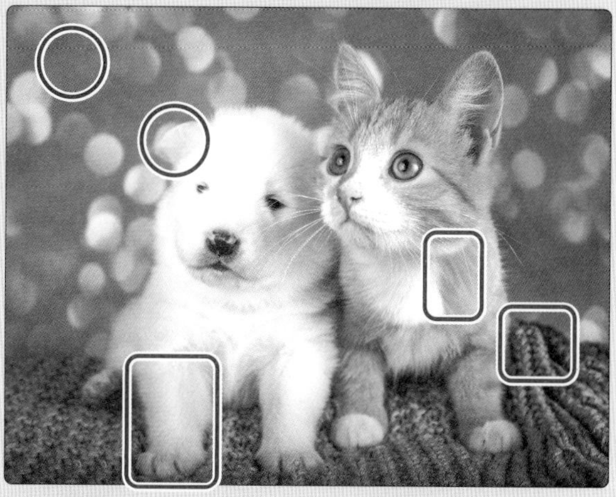

60 まだ遊びたいねこ（P63）

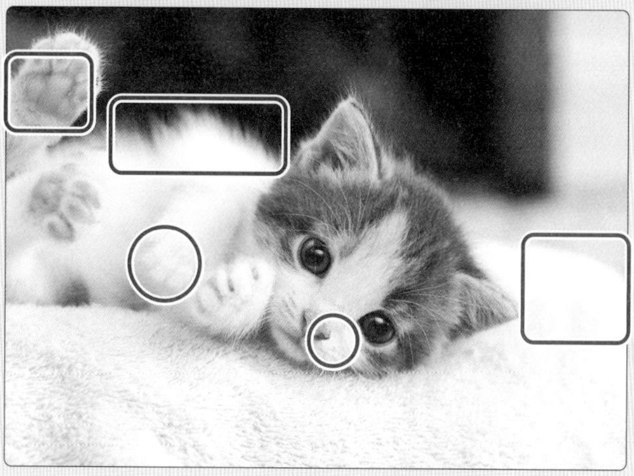

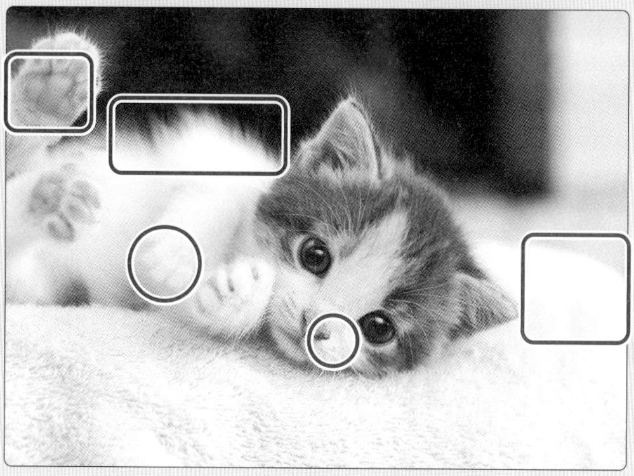

カバーの解答

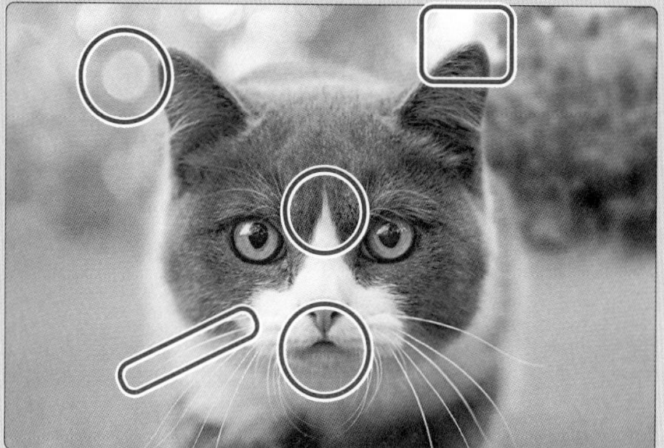

毎日脳活スペシャル

にゃんと1分見るだけ！
記憶脳 瞬間強化

ねこのまちがいさがし ②

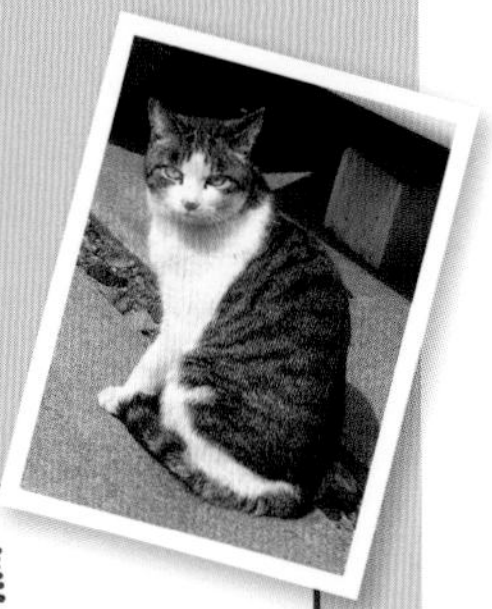

ねこの写真を大募集

『毎日脳活』編集部では、みなさまがお持ちの「ねこの魅力が伝わるかわいい写真」を大募集しています。お送りいただいた写真の中からよいものを選定し、本シリーズの「まちがいさがし」の題材として採用いたします。採用写真をお送りくださった方には薄謝を差し上げます。

送り先 neko@wks.jp

※応募は電子メールに限ります。
※お名前・年齢・ご住所・電話番号・メールアドレスを明記のうえ、タイトルに「ねこの写真」と記してお送りください。
※なお、写真は、第三者の著作権・肖像権などいかなる権利も侵害しない電子データに限ります。
※写真のデータサイズが小さいと掲載できない場合がございます。

ご応募をお待ちしております。

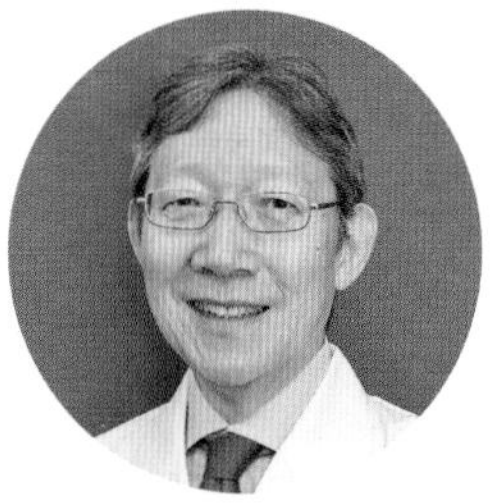

監修
杏林大学名誉教授・医学博士
古賀良彦（こが よしひこ）

1971年に慶應義塾大学医学部卒業、88年に医学博士、90年に杏林大学医学部精神神経科学教室助教授、99年に杏林大学医学部精神神経科学教室主任教授、2016年に杏林大学医学部名誉教授に就任。現在、東京都杉並区のメンタルクリニックいわおで診療を続ける。
精神保健指定医、日本精神神経学会認定専門医、日本臨床神経生理学会認定医・名誉会員、日本催眠学会名誉理事長、日本薬物脳波学会副理事長を務める。著書・テレビ出演多数。

2023年 9月12日　第1刷発行
2023年12月 8日　第4刷発行

編集人	飯塚晃敏
編集	株式会社わかさ出版　原 涼夏　谷村明彦
装丁	遠藤康子
本文デザイン	カラーズ
問題作成	デザイン春秋会　永井知加人　飛倉啓司　吉野晴朗
漫画	前田達彦
写真協力	PIXTA　Adobe Stock
発行人	山本周嗣
発行所	株式会社 文響社 〒105-0001 東京都港区虎ノ門2丁目2-5　共同通信会館9階 ホームページ　https://bunkyosha.com お問い合わせ　info@bunkyosha.com
印刷	株式会社 光邦
製本	古宮製本株式会社

ISBN 978-4-86651-662-2

この本に関するご意見・ご感想をお寄せいただく場合は、
郵送またはメール（info@bunkyosha.com）にてお送りください。